MW01122622

Tu piel joven y sana

Heike Kovács y Monika Preuk

Tu piel joven y sana

Traducción de Natalia Gascón

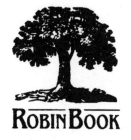

ROBINBOOK

Si usted desea que le mantengamos informado
de nuestras publicaciones, sólo tiene que remi-
tirnos su nombre y dirección, indicando qué temas le interesan, y gustosamente complacere-
mos su petición.

Ediciones RobinBook
Información Bibliográfica
Aptdo. 94.085 - 08080 Barcelona
E-mail: robinbook@abadia.com

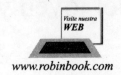

Visite nuestra
WEB

www.robinbook.com

Título original: *Kursbuch Haut.*
© 1997, Südwest Verlag GmbH in der Verlaghaus Goethestraße
  GmbH & Co. KG, München.
© 1999, Ediciones Robinbook, S.L.
  Aptdo. 94.085 - 08080 Barcelona.
Diseño cubierta: Regina Richling.
ISBN: 84-7927-344-5.
Depósito legal: B-22.407-1999.
Impreso por Limpergraf, c/ Mogoda, 29-31 (Pgno. Can Salvatella)
08210 Barberà del Vallès.

Impreso en España - *Printed in Spain*

Introducción

Cada vez son más las personas que padecen algún tipo de enfermedad de la piel. Incluso nada más nacer, algunos lactantes ya presentan dolorosos eccemas, y prácticamente todos los adultos han tenido o tienen algún problema de la piel de forma transitoria o incluso crónica. Ningún otro órgano se encuentra tan expuesto desde el mismo día en que nacemos como la piel. La radiación solar, las sustancias tóxicas presentes en nuestro entorno y los alimentos o el estrés son factores que afectan negativamente a la piel, causando en ella debilitamiento, fatiga e incluso la enfermedad.

Protección integral de la piel

Los problemas de la piel como la neurodermatitis tienden a aumentar de forma alarmante, mermando la calidad de vida de los afectados. Este fenómeno no nos debería extrañar, sobre todo, si nos detenemos a considerar el grado extremo en que nuestra piel está expuesta a las diferentes influencias medioambientales y el claro incremento de los factores agresivos que viene sufriendo durante los últimos decenios.

¿Cómo podemos prevenir las enfermedades de la piel? ¿Qué mantiene la piel sana y joven? ¿Son los cuidados adecuados de la piel la clave para conservarla sana? La disposición para hacer algo por nuestra piel existe, sin lugar a dudas. Los consumidores desembolsan mucho dinero al año en productos para el cuidado de la piel. Sin embargo, la mayoría de personas no está satisfecha con el estado de su piel. Se prueban terapias y medicamentos nuevos; no obstante, se suele pasar por alto que en el caso de los trastornos de la piel un tratamiento específico nunca funcionará si se opta por un único método.

La salud de la piel depende de un gran número de factores distintos. Hoy se sabe que la piel no sólo es el órgano más complejo del organismo humano, que forma la frontera entre éste y su entorno desempeñando importantes funciones como mediadora entre los dos ámbitos, sino que también se halla en estrecha relación con determinados procesos fisiológicos clave del organismo, entre los que destacan la nutrición y la digestión. Por esta razón, al cuidar o someter nuestra piel a un tratamiento, deberíamos dejarnos guiar por principios de enfoque integral u holístico, que consideran al ser humano en su totalidad, es decir, como una unidad compuesta por cuerpo y mente.

El camino no traumático hacia el éxito duradero

Los ejemplos del limitado efecto que tiene tratar una determinada alteración de la piel exclusivamente con una sustancia química abundan. La más conocida es, sin duda, la cortisona. No obstante, no condenaremos aquí este fármaco altamente eficaz en aquellos casos en que resulta necesaria, puesto que son muchos los enfermos que dependen de su acción. Sin embargo, antaño se abusaba de la cortisona, puesto que se prescribía para los problemas de la piel más dispares, y con frecuencia, triviales, simplemente porque no se conocía nada mejor. Sus efectos, naturalmente, eran asombrosos. Los eccemas, el acné o las erupciones cutáneas desaparecían al cabo de poco rato de tratarlos con una pomada de cortisona. Pero en cuanto se dejaba la terapia se producía de nuevo el problema. Por otro lado, al prolongar la aplicación de la crema o la loción con este fármaco, aparecían efectos secundarios no deseados, como una visible reducción del grosor de la piel.

Observar diferentes necesidades en los cuidados

No ha sido hasta hace poco que se ha comenzado a abordar los trastornos de la piel de forma diferenciada, considerarlos como un problema de varios aspectos y a tratarlos en consecuencia. De este modo, se rechazan las formas terapéuticas agresivas dejando paso a los métodos naturales y suaves, que van ganando peso en este terreno. Hoy es indiscutible que estas terapias resultan de ayuda y al mismo tiempo son mucho más suaves y no presentan tantos efectos secundarios. Numerosos estudios científicos han demostrado su eficacia. Por su parte, los productos cosméticos para el cuidado de la piel suaves y mejor tolerados han logrado ocupar un lugar importante en el mercado. Otro aspecto decisivo para muchas personas en la elección de estos productos es que no se haya recurrido a la experimentación en animales. Los cosméticos naturales no requieren normalmente estas pruebas, dado que por lo general se toleran bien y en su composición sólo se utilizan principios activos conocidos de la medicina natural.

No obstante, no basta con simplemente renunciar de forma sistemática a todos los productos para el cuidado de la piel de fabricación industrial. Cada uno puede manifestar intolerancias hacia un producto u otro e incluso hacia sustancias naturales. Las alergias a la flor de manzanilla, por citar un ejemplo, no son tan infrecuentes. Con todo, para la mayoría de personas la manzanilla tiene un suave efecto balsámico y antiinflamatorio en la piel. Así, pues, cada piel presenta sus propias necesidades.

Identificar los puntos débiles y fuertes de la piel

Todo el mundo puede aplicarse por sí mismo los cuidados y las terapias holísticas y naturales para la piel y, de este modo, sacar un mayor partido para uno mismo. Sin embargo, para ello es necesario reservarse algo de tiempo. Tiempo para estudiarse detenidamente e identificar lo que necesita la piel para decidir posteriormente cómo estructurar el plan de tratamiento. En este análisis también deberemos tener en cuenta nuestro estilo de vida, ya que en muchos casos somos nosotros mismos los responsables de un gran número de trastornos de la piel de forma indirecta, con una alimentación inadecuada, el estrés doméstico o costumbres no aconsejables como una higiene excesiva. Así, pues, quien desee llegar a la raíz de sus problemas de piel y aplicarse el mejor tratamiento, deberá pensar y actuar de forma integral.

Para ello, no deberemos considerar nuestro cuerpo como si se tratara de una mera máquina que hay que someter a un «mantenimiento» periódico según un esquema preestablecido y de la que cabe esperar entonces que funcione a la perfección, sino todo lo contrario. Existe un complejo tramado de interrelaciones entre nuestra personalidad, las circunstancias que nos rodean y nuestro cuerpo. No es de extrañar, pues, que la piel, la frontera exterior con nuestro entorno, ponga de manifiesto esta interacción de forma especialmente visible, ya sea a través de una salud radiante o de irritaciones o alteraciones patológicas. Por tanto, el inicio de todo tratamiento consecuente de la piel debe ir acompañado del restablecimiento del equilibrio entre los diferentes elementos en interacción. Y entonces es cuando se tratará el trastorno de la piel mediante remedios no agresivos, a fin de someter a la piel a la menor cantidad posible de productos químicos.

Sólo una piel sana puede tener buen aspecto

Al margen de los aspectos meramente relacionados con la salud, para la mayoría de personas la belleza y el aspecto juvenil también son muy importantes. Precisamente por esta razón la industria cosmética podría llenar plantas enteras de grandes almacenes con productos concebidos para este fin. Así como todos los agentes externos afectan en primer lugar a nuestra piel, ésta también es nuestra «carta de presentación» en relación con nuestros semejantes. Tanto si deseamos alcanzar los ideales de belleza actuales como si nos sentimos al margen de estas frivolidades, no podemos evitar que nos juzguen instintivamente por nuestro aspecto externo en incontables ocasiones al día. Y lo que piensen de nosotros se hallará condicionado en gran medida por nuestra piel. Ningún maquillaje por maravilloso que sea puede ocultar una piel abandonada, irritada o envejecida prematuramente. De forma consciente o inconsciente, nos juzgamos a nosotros mismos también por el aspecto de nuestra piel. Merece la pena dedicarle un poco de tiempo y parte de nuestros esfuerzos. Los productos para ello no tienen por qué ser caros o complicados de utilizar, sólo es necesario aprender a aplicarlos de forma específica.

Saber cómo curar y tratar la piel

Disponer de unos buenos conocimientos acerca de las funciones y las necesidades de la propia piel es la mejor garantía para conservarla sana y con buen aspecto. En esta obra encontrará una amplia información sobre los problemas de la piel más frecuentes y sus posibilidades de tratamiento. Entre éstos se incluyen desde irritaciones leves, como, por ejemplo, una piel seca o sensible, hasta alteraciones patológicas como los eccemas. En los capítulos correspondientes conocerá cómo puede conservar y mejorar la salud de su piel de forma integral. Completan esta información un gran número de consejos prácticos para la protección específica de la piel desde fuera y desde dentro, así como la presentación de métodos terapéuticos no agresivos de la medicina natural.

La piel, todo un talento polifacético

Con una superficie de 1,5 a 2 m² y un peso de aproximadamente 14 kg, la piel es el órgano más grande del organismo. Al ser la frontera entre el cuerpo y el mundo exterior, la piel debe desempeñar un gran número de funciones, entre las que cabe destacar la de protección, así como su papel como órgano sensorial de gran sensibilidad.

Se sabe que toda madre puede reconocer a su bebé con los ojos cerrados ayudándose tan sólo del tacto. Ello es posible gracias a la amplia ramificación del sistema nervioso, que cuenta con alrededor de cinco millones de terminaciones nerviosas. Éstas transmiten cualquier roce de la piel a través de la médula espinal hasta el cerebro. La piel de los labios, la lengua, la cara y las yemas de los dedos son especialmente sensibles.

La estructura de la piel

A la pregunta de cuál es el órgano más grande, es muy probable que tan sólo unos pocos respondan correctamente. No se trata del corazón, del hígado ni siquiera de los intestinos, sino de la envoltura de nuestro cuerpo. Igualmente sorprendente resulta la variedad de las funciones de la piel.

Según nuestros conocimientos actuales, la piel actúa como:

- ◆ Capa de protección del organismo frente a su entorno
- ◆ Defensa frente al frío y el calor
- ◆ Protección frente a los agentes patógenos
- ◆ Protección frente a los rayos solares
- ◆ Órgano sensorial insustituible
- ◆ Depósito de nutrientes y agua
- ◆ Órgano secretor de productos de desecho del metabolismo

El armazón básico

Gracias a la tecnología actual, sabemos exactamente qué aspecto tiene la estructura de la piel. Estos conocimientos hacen posible comprender realmente cómo funciona este órgano e identificar sus trastornos.

Las tres capas de la piel

- ❖ Epidermis (capa superior)
- ❖ Dermis (corion)
- ❖ Subcutis (tejido subcutáneo)

La piel está constituida por tres capas que deben llevar a cabo distintas funciones y, por tanto, presentan estructuras diferentes. Éstas son la epidermis, la dermis y el subcutis. En los apartados siguientes se tratarán una a una según su estructura y funciones.

La epidermis, regeneración mensual

La epidermis constituye la capa superior de la piel y se compone de células fijas de la córnea, que se regeneran de modo constante. Para ello, en la zona más profunda de la epidermis se forman continuamente células que en el plazo de un mes ascienden a la superficie, donde dan lugar a una nueva capa córnea. Las células van muriendo y son eliminadas. Podemos observar este fenómeno perfectamente al frotarnos la piel: las células muertas de la piel se desprenden como escamas de color claro.

Del pigmento melanina existen diferentes tonalidades. Puede ser oscuro o claro, más caoba o más ocre. Esto explica los diferentes tipos de piel que podemos encontrar entre los seres humanos.

Protección frente a los golpes y los rayos solares

Esta «pared» constituye una barrera protectora mecánica frente al entorno. Gracias a una capa elástica entre las células cutáneas queratinizadas exteriores y la epidermis más profunda, la piel puede absorber y compensar los golpes hasta un cierto grado, de modo que la piel no sufra daños.

Otra función importante de la epidermis es la de proteger la piel de la radiación solar. Las células que sintetizan pigmento, denominadas melanocitos, se encuentran en la zona más profunda de la epidermis. Su función consiste en sintetizar el pigmento melanina, que protege las células cutáneas de los rayos ultravioleta cubriéndolas por completo. De esta forma, el núcleo celular se encuentra resguardado de la radiación dañina. La capa córnea, que se vuelve aún más dura y resistente de este modo, cumple una función fotoprotectora.

Los rayos ultravioleta estimulan la síntesis de melanina, con lo que mejora la protección ante este tipo de radiación. Por esta razón, los melanocitos se encuentran principalmente en aquellas zonas de la piel que suelen estar expuestas al sol, es decir, la cara, las manos y los hombros. Que la piel de una persona sea de tipo más oscuro o claro depende de las propiedades de la melanina y de la cantidad en que se secrete.

La dermis, lugar de recepción de los estímulos

La capa intermedia recibe el nombre de dermis y desempeña funciones muy dispares. La dermis se compone de tejido conjuntivo, que a su vez está formado por fibras elásticas. Las fibras del tejido conjuntivo presentan la capacidad de almacenar humedad, por lo que son responsables en gran medida del aspecto suave y elástico de la piel y de su predisposición a la formación prematura de arrugas.

Se ha comprobado científicamente lo tranquilizador que resulta el contacto, las caricias y el masaje, así como experiencias bruscas como los golpes pueden desencadenar reacciones de miedo, estrés o agresividad.

Percepción del mundo exterior

Entre las fibras del tejido conjuntivo de esta capa de la piel se encuentran distintas células sensoriales, los receptores del calor, el frío, el dolor y el tacto. Las células sensoriales del calor y el frío registran incluso las más pequeñas oscilaciones de temperatura. Al elevarse la temperatura los vasos sanguíneos se dilatan de forma refleja. Esto evita que se acumule calor, reconduciéndolo hacia otras regiones del cuerpo. Por el contrario, al bajar la temperatura, los vasos se contraen, disminuyendo el flujo sanguíneo. De esta forma, el cuerpo procura evitar que el frío se extienda. Un caso evidente de esto es cuando se nos pone la piel de gallina: la superficie de la piel se reduce ofreciendo una menor superficie de penetración a la temperatura exterior.

Los receptores del tacto y del dolor también son muy sensibles. En los labios y las yemas de los dedos es donde estas células sensoriales se encuentran en un mayor número. Ello resulta práctico, ya que, al actuar como una especie de sensores, estas partes del cuerpo nos permiten conocer nuestro entorno a través del tacto.

Sea cual sea la naturaleza de los estímulos externos, todos estos receptores funcionan en principio de forma muy similar. Detectan la sensación y la transmiten a través de la médula espinal hasta la corteza cerebral. Desde allí, se envía el mensaje al centro del cerebro, el tálamo. Inmediatamente después de la llegada del estímulo, comienzan a trabajar las áreas del cerebro excitadas por éste, que según su índole corresponden al hipotálamo o al sistema límbico. Estas zonas del cerebro se encargan de la producción de determinadas hormonas que pueden generar estrés o sentimientos de felicidad y controlan funciones orgánicas y sexuales. A través de estos mecanismos una persona tiene un estado de ánimo u otro. La dermis y sus receptores son la primera parada entre el entorno y el organismo.

El sudor, un mecanismo de refrigeración del cuerpo

La dermis también contiene glándulas sebáceas, sudoríparas y odoríferas en gran número. Las glándulas sudoríparas se encuentran, sobre todo, en las axilas, así como en la palma de las manos y la planta de los pies. Al día sudamos un promedio de medio litro de agua. Esta cantidad puede incrementarse significativamente si realizamos grandes esfuerzos físicos o si nos exponemos a un calor intenso. Con la secreción del sudor el organismo trata de mantener constante la temperatura corporal. El sudor está compuesto por agua, sales, urea y ácidos grasos. Al secretarse por las glándulas sudoríparas, todavía no tiene ningún olor. Sin embargo, al entrar en acción las bacterias que viven sobre la piel modificando las propiedades químicas del sudor es cuando se forma el característico olor que se percibe al sudar.

La capa protectora ácida

Las bacterias forman parte de la capa protectora ácida de la piel. Éstas necesitan un medio ácido para poder existir en número suficiente. Lo ideal es que la piel tenga un pH que oscile entre cuatro y seis. En la capa protectora ácida de la piel se encuentran presentes determinadas proteínas que impiden que los agentes patógenos externos penetren en la piel o que incluso los destruyen.

El valor pH indica si una sustancia reacciona de forma ácida o alcalina. El valor pH ideal se sitúa en la franja ligeramente ácida, puesto que permite una colonización bacteriana óptima, que ayuda a la piel a desempeñar sus funciones de protección frente a las sustancias nocivas. Lavarse de forma continuada con jabones alcalinos debilita esta capa protectora ácida.

El olor personal

En la dermis también se hallan las glándulas odoríferas. Controladas por las hormonas sexuales, normalmente dan lugar a un olor muy especial característico de cada persona. Los demás perciben este olor de forma inconsciente, que induce sentimientos espontáneos como, por ejemplo, simpatía o antipatía. Las glándulas odoríferas producen una secreción ligeramente grasa en pequeñas cantidades y se concentran especialmente en las axilas y los órganos genitales. Una higiene exagerada puede ser perjudicial para estas glándulas.

El olor personal también es responsable de que un mismo perfume presente una fragancia distinta en cada persona.

La capa protectora ácida es un sistema muy complejo y sofisticado que protege la piel de enfermedades. Las bacterias, los virus y las esporas de hongos no tienen ninguna posibilidad de proliferar ante una capa protectora ácida sana. Así, la piel se convierte en el primer bastión del sistema inmunológico. No obstante, el sensible equilibrio existente entre los microorganismos que la forman puede verse alterado por enfermedades, pero especialmente por unos cuidados inapropiados o una higiene excesiva.

El subcutis, sujeción y elasticidad

En el límite entre la dermis y el subcutis se halla toda una red de pequeños vasos linfáticos y sanguíneos, encargados de suministrar nutrientes a la piel y de excretar toxinas. En esta área tienen lugar importantes procesos metabólicos. Así, por ejemplo, la piel es capaz de sintetizar aquí vitamina D, tan poco abundante en la naturaleza. La sustancia base para ello es un compuesto del colesterol. No obstante, el proceso químico de producción de vitamina D en el organismo sólo se pone en marcha cuando la piel se ha expuesto al sol durante suficiente tiempo. Por esta razón, en invierno es más fácil que se produzca una carencia de esta vitamina.

Los principales componentes del subcutis son lípidos y agua, que sostienen toda la estructura de la piel. En el tejido subcutáneo también se encuentran las raíces de los cabellos, que, al igual que la capa córnea de la piel, también se regeneran en un continuo proceso cíclico.

Los lípidos, protección frente al frío y acumuladores de energía

El subcutis contiene prácticamente la totalidad de células grasas de la piel. Estas células suelen encontrarse unidas entre sí formando pequeñas islas. Estos grupúsculos están rodeados de tejido conjuntivo, las denominadas fibras colágenas. Gracias a esta estructura, la piel presenta su característica firmeza, siendo muy elástica al mismo tiempo. La función del delgado estrato de lípidos del subcutis consiste en proteger del frío, aunque también actúa como almacén de energía. No obstante, la piel acumula grasa en distinto grado según la región del cuerpo. La comisura de los ojos y la piel de la parte anterior del cuello, por ejemplo, presentan un subcutis muy fino. Ello significa que poseen poco «relleno» y, por tanto, pueden desarrollar arrugas con facilidad. Los puntos en que se concentra la grasa, no obstante, también se hallan regulados por las hormonas. Así, se sabe que en las mujeres la grasa se acumula en el área de las caderas, las nalgas y los muslos, mientras que en los hombres ésta se concentra alrededor del torso.

Almacén de agua del cuerpo

Otra función esencial de la capa inferior de la piel es la de almacenar agua. Alrededor de un tercio del volumen del agua total del cuerpo se encuentra almacenada aquí. Las reservas de agua también se van renovando de forma constante. Si este proceso deja de funcionar correctamente, pueden formarse retenciones de agua no deseadas que conocemos como edemas. El ejemplo más conocido es el de las piernas hinchadas cuando hace calor. Las temperaturas elevadas dilatan los vasos, lo que provoca que los fluidos se concentren en las extremidades inferiores, dificultando la circulación de retorno.

Espejo del alma

La piel desempeña un papel muy especial como espejo de nuestros sentimientos y nuestro estado de ánimo. Todos reconocemos los síntomas cuando enrojecemos de alegría, vergüenza o ira. La irrigación de la piel de la cara aumenta bruscamente por poco tiempo debido a la acción de determinadas hormonas activadas por las emociones.

Probablemente el enrojecimiento constituya todavía uno de los reflejos remanentes que ya existieran durante la prehistoria del hombre, cuando un rostro rojo simbolizaba fuerza y actividad. Por otro lado, la contracción de los músculos de la piel y de los cabellos llega hasta la propia raíz como reflejo de un gran susto o una reacción de repugnancia o como manifestación de agresividad y preparación para la lucha.

Por el contrario, se palidece al experimentar miedo, debido a que se refuerza la circulación sanguínea hacia el corazón de forma refleja. Las personas especialmente sensibles también conocen los estremecimientos de placer o los escalofríos desagradables que le recorren la espalda tan sólo asistiendo de forma pasiva a algunas situaciones, como cuando ven una película de terror. El erizamiento del cabello por un susto también se debe a una contracción repentina de la piel.

Además de estos breves efectos, existen otras alteraciones de la piel que permanecen durante más tiempo y que se deben a nuestro estado de ánimo. Así, por ejemplo, una piel normal y aparentemente equilibrada puede manifestar de pronto manchas rojas, presentar reacciones de hipersensibilidad hacia determinados agentes medioambientales, dejar de tolerar la crema utilizada hasta entonces o mostrar pequeñas erupciones debido al perfume habitual. Todas estas reacciones pueden deberse a estrés, aflicción u otras influencias negativas que van minando nuestro ánimo. Incluso los granos de la piel pueden tener su causa en las alteraciones de la psique. A su vez, los estados positivos tienen, naturalmente, un efecto positivo en la piel. Las personas equilibradas y felices parecen irradiar un brillo especial, y ello se debe en gran parte al estado de su piel. La causa de este fenómeno radica en la compleja interacción entre el estado de ánimo emocional y la producción hormonal del cerebro, que influye, a su vez, en las funciones de los órganos y, por tanto, en el aspecto de nuestra piel.

Si es de los afortunados que tienen una piel normal, debe prestarle, de todos modos, la debida atención y los cuidados necesarios a pesar de que no manifieste aparentemente ninguna reacción de rechazo, a fin de preservar su estado de óptima irrigación, suavidad y fina porosidad.

La piel ideal: una piel sana

El tipo de piel ideal es suave y presenta poros finos, tiene una buena irrigación y es muy elástica. Su aspecto no se ve alterado por granos, un brillo sebáceo, arrugas prematuras ni descamación. Las glándulas sebáceas y sudoríparas funcionan con normalidad y no producen secreciones en exceso ni en defecto. La piel cuenta con defensas adecuadas frente a los agentes externos, y su capa protectora ácida se encuentra en buen estado. No obstante, son pocas las personas que presentan este tipo ideal de piel denominada normal. Y es que, al igual que son contados los casos de personas cuyo peso es el ideal y además pueden mantenerlo con facilidad, desafortunadamente es poco usual encontrar este tipo de piel sin problemas.

Los cuatro tipos de piel
y sus problemas

Unos cuidados óptimos mantienen la piel sana y con buen aspecto. Sin embargo, no todas las pieles son idénticas, y cada tipo de piel requiere una atención específica. En este capítulo conocerá su tipo de piel. Ello también le ayudará a entender mejor problemas de la piel como irritaciones, la descamación, granos y comedones y a optar por los cuidados y los productos idóneos para cada caso.

La piel mixta, la piel normal

La piel tiene unas propiedades distintas en diferentes zonas del cuerpo. Ello depende de las influencias a las que se ve sometida y de las funciones principales de la piel de cada región. Incluso en la cara la piel presenta diferentes características en las distintas áreas. A grandes rasgos, esto significa que en el centro de la cara predomina un tipo de piel graso, mientras que el resto suele ser seco. La parte más grasa del centro de la cara abarca desde la barbilla, pasando por la nariz hasta la frente, donde se extiende por encima de las cejas en forma de T. Por esta razón, también se conoce esta región como la zona T.

La piel mixta cambia a lo largo de la vida, pero también influyen en ello los factores de las diferentes estaciones. En invierno la piel mixta tiende a la sequedad, al igual que el resto de tipos de piel. En cambio, en verano las glándulas sebáceas secretan más grasa. La piel mixta es más diferenciada durante la juventud, mientras que con los años tiende a homogeneizarse.

Una piel mixta de estas características es ideal, puesto que responde a las condiciones medioambientales de forma óptima. Así, las zonas laterales expuestas en menor medida a los efectos del viento, la lluvia, el sol, el frío o el calor presentan menos glándulas sebáceas porque no necesitan protegerse de forma tan intensa. Por el contrario, la zona central de la cara sí que precisa de una buena protección, razón por la que las glándulas sebáceas se encuentran aquí en gran número en el tejido conjuntivo. Éstas producen el sebo cutáneo, que recubre la piel de una película protectora, de forma que pueda hacer frente al viento y las inclemencias del tiempo sin resultar dañada. De vez en cuando, es posible que aparezcan pequeños granos en el área T. Por lo general, no son muy importantes y desaparecen rápidamente si se cuidan de la forma oportuna.

Los cuidados de una piel normal

Por la mañana es suficiente con lavar el cutis de la cara, el cuello y el pecho con agua templada o fría abundante. Después se deja que se escurra el agua o bien se seca la piel con una toalla de rizo suave dándose unos golpecitos suaves con ella. Si tiene granos o una capa bastante oleosa sobre la nariz y la frente, reparta un poco de loción facial con un tapón de algodón sobre las diferentes partes de la zona T. Aplíquese después un poco de crema hidratante sobre la zona central de la cara y con profusión sobre las mejillas, alrededor de los ojos y el cuello.

Por la noche, la piel debe lavarse minuciosamente. Sólo con

agua no basta, ya que la piel ha estado durante todo el día expuesta a diferentes tipos de contaminación. Las partículas de polvo y suciedad deben eliminarse a conciencia. Utilice para ello un producto de limpieza para piel normal o mixta como, por ejemplo, una leche limpiadora o un gel o un jabón de pH neutro. Al contacto con el agua éste se convierte en espuma, con la que se lavan el cutis y el cuello. Preste atención especial a la zona T y a los recovecos alrededor de las aletas nasales. Finalmente se retira el agua y la suciedad con agua caliente.

Tratamiento especial de una piel mixta

Si desea dedicarle unos cuidados adicionales a su piel, una mascarilla es una buena opción. El truco consiste en no utilizar un producto para toda la cara, sino aplicarse en la zona T una mascarilla de limpieza especial para piel grasa, por ejemplo, con salvado de almendra. Al cabo de diez minutos, se retira la mascarilla, y los restos se aclaran con agua. En las zonas laterales de la cara se aplica una mascarilla hidratante como, por ejemplo, un producto de agua marina o un hidrogel. Una vez transcurrido el tiempo de actuación, esta mascarilla también se aclara con agua abundante.

La piel normal o mixta no precisa muchos cuidados. Sin embargo, una excesiva higiene podría hacerle más mal que bien. Contra un tratamiento especial de vez en cuando, no obstante, no hay nada que objetar, incluso resulta beneficioso para la psique.

La leche y el aceite de almendras protegen y nutren

Para el cuidado de la piel mixta, el Ayurveda, la disciplina médica india de orientación holística, recomienda utilizar leche y crema, que limpian y nutren sin dañar la protección ácida de la piel. En caso de acné en la zona T, el té de manzanilla o el agua de hamamelis tienen efecto antiinflamatorio y no resecan la piel. Tras la limpieza del cutis, unas gotas de aceite de almendras o de sésamo pueden sustituir la crema de día. Estos aceites suaves para la piel protegen las áreas secas del cutis y combaten las arrugas en torno a los ojos. Pero también contrarrestan el exceso de producción sebácea en la frente, la nariz y la barbilla de forma suave, a diferencia de los productos demasiado desengrasantes. Con la edad, la diferencia entre la zona T y las áreas laterales suele ir disminuyendo, ya que las regiones más grasas tienden a volverse más secas.

También las sustancias naturales de uso tradicional como los aceites o los extractos vegetales pueden complementar de forma eficaz los productos para el cuidado de la piel.

Lo ideal es que realice el test varias veces, dado que la producción sebácea y de sudor de la piel puede variar de forma considerable. Así, por ejemplo, ésta disminuye durante la noche y aumenta antes de la menstruación en las mujeres. Estos factores pueden falsear el resultado del test.

Si no está seguro del tipo de piel que tiene, una esteticista le orientará gustosamente. Asimismo, también puede asesorarle sobre cómo tratar las zonas problemáticas de su cutis de forma eficaz y no agresiva.

Test de identificación del tipo de piel

Preparación del test

❖ Prepare una hoja de papel impermeable a la grasa o de papel secante.

❖ Lávese la cara y el cuello con su producto de limpieza habitual.

❖ Al cabo de media hora, observe su cutis minuciosamente en un espejo grande y bien iluminado.

❖ Aplique el papel impermeable a la grasa o secante sobre la nariz, las mejillas y la frente. Retire el papel.

❖ Marque con una cruz las casillas que correspondan.

❖ Al final cuente las veces que ha marcado A, B o C y lea la evaluación del test.

Test

❖ El papel impermeable a la grasa o el papel
  secante muestra claras marcas de grasa   A ❑

❖ La piel tiene un aspecto más bien apagado   B ❑

❖ La piel presenta poros pequeños   B ❑

❖ La piel presenta poros grandes   A ❑

❖ La tez tiene un aspecto brillante   A ❑

❖ La tez tiene un aspecto rosado y terso   B ❑

❖ La tez es algo pálida   A ❑

❖ Nota la piel tirante e irritada después de lavársela   C ❑

❖ Su piel suele irritarse incluso al lavársela
  sólo con agua   C ❑

❖ Alrededor de la boca tiene pequeñas manchas rojas C ❑

❖ Encima de la nariz presenta descamación
  o bien la piel tiene un aspecto seco   B ❑

❖ Tiene comedones con frecuencia   A ❑

❖ En torno a los ojos tiene pequeñas manchas
rojizas y los bordes de las cejas son más bien ralos C ❑
❖ Ha comprobado que no puede tolerar un gran
número de productos cosméticos   C ❑
❖ Tras aplicarse la crema, la piel la absorbe
enseguida sin dejar rastro   B ❑

Evaluación

Ha marcado más veces A
Su piel tiende a ser grasa. Por tanto, es posible que tenga comedones y granos con cierta frecuencia. Por contra, tiene la
ventaja de que en una piel grasa es más difícil que se formen
arrugas.

Ha marcado más veces B
Su piel tiene propensión a ser seca. Ello significa que su piel
necesita muchos cuidados, especialmente con productos hidratantes. En cambio, no tiene problemas con el color de la
tez. Prácticamente no conoce los granos y los comedones.

Ha marcado más veces C
Tiene una piel sensible. Ello se traduce en que debe tener
mucho cuidado con los productos cosméticos y de limpieza,
y que es posible que tarde en encontrar los que tolere bien.
Una vez haya dado con ellos, es aconsejable que no cambie
de tratamiento y que no pruebe con otros que puedan irritarle
la piel. Si recibe los cuidados adecuados, una piel sensible
tiene un aspecto especialmente suave.

Ha marcado todas las letras por igual
Tiene la típica piel mixta. Este tipo de piel es el más exten-
dido y se considera el tipo de piel normal. No precisa cuidados complicados, y suele tolerar la mayoría de productos.

La piel grasa

Una piel grasa no se deriva, como algunos creen, de unos cuidados inadecuados o de otros factores externos. La causa de la producción de grasa son las glándulas sebáceas presentes en la piel, cuya acción es estimulada o inhibida por determinadas sustancias, entre las que se encuentran las hormonas. Unos receptores minúsculos situados en el exterior de la glándula reciben las señales de estas sustancias y las transmiten a las células interiores. Estos mensajes regulan la producción de las glándulas sebáceas. En una piel grasa, estos receptores trabajan de forma intensa. Transmiten incluso los estímulos hormonales más pequeños, con lo que la producción sebácea se incrementa más de lo necesario.

Estímulos hormonales como desencadenantes

Por lo general, la sensibilidad de estos receptores es hereditaria. La piel grasa suele ponerse de manifiesto antes de la pubertad, alrededor de los nueve años de edad, justo cuando se comienza a experimentar el cambio hormonal. La hormona sexual masculina activa de forma significativa la producción de grasa de las glándulas sebáceas. No obstante, la piel grasa no sólo afecta a los niños, el organismo femenino también sintetiza testosterona, entre otras hormonas, a partir de la pubertad. La producción de grasa debida a esta hormona es especialmente intensa durante la pubertad, aunque puede disminuir en cierta medida a lo largo de la vida, de forma paralela a una menor síntesis hormonal.

Podemos observar esto de forma especial en la frente, la nariz, la barbilla, el pecho, así como en los hombros y la espalda, dado que se concentran aquí la mayor parte de las glándulas sebáceas de la piel. En estas áreas los poros tienden a obstruirse, con lo que pueden formarse granos y comedones. Con la excesiva producción de grasa, los poros de la piel acaban ensanchándose, puesto que determinados ácidos grasos de los lípidos presentes en la piel propician la queratinización de la piel. De esta forma, las capas exteriores de la piel se endurecen, y los poros se agrandan. La piel grasa suele ser un problema de la juventud. A partir de los 30 años, si éste todavía persiste sólo se encuentra ya en la zona central de la cara. Su ventaja, no obstante, es que se conserva suave y sin arrugas durante mucho tiempo.

> *La piel grasa suele ser un tipo de piel resistente e insensible. Gracias a la película de grasa, cuenta con una protección eficaz frente a los agentes externos. Si se le prestan los cuidados adecuados, se conserva joven durante mucho tiempo, ya que es más difícil que se formen arrugas.*

Los cuidados de una piel grasa

La limpieza es muy importante en el caso de una piel grasa, ya que es el primer paso para combatir el acné. Se enjabona bien la piel con una loción o una crema limpiadora y después se aclara con agua abundante. Existen pequeños cepillos redondos de venta en perfumerías con los que se puede lavar el cutis a fondo sin dejar de ser suave al mismo tiempo. Refrésquese después la piel mediante un tónico que contenga poco alcohol.

A continuación, apliquese una crema especial para pieles grasas. Para el día resulta apropiado utilizar una crema hidratante suave o un hidrogel sin grasa. Un conocido producto para disimular el brillo de la piel grasa son los polvos. Puede aplicarse unos que tengan la tonalidad de su tez encima de una crema de día con o bien un maquillaje suave en las zonas que brillen más. En la actualidad, la mayoría de polvos cosméticos presentan una microestructura tan fina que no obstruyen los poros, disimulando, no obstante, el brillo.

Por la noche, también puede utilizar una crema hidratante después de la limpieza. En ocasiones, el cutis presenta un aspecto especialmente graso. En muchas mujeres la piel produce gran cantidad de sebo poco antes de la menstruación. La regulación hormonal también desempeña aquí un papel clave. En estos casos, la limpieza resulta suficiente por la noche y no es necesario aplicar una crema.

Consejo adicional: lávese la cara a fondo dos veces a la semana. Comience la limpieza con un baño de vapor de manzanilla, que abrirá los poros cerrados. Se desengrasa así la piel y se prepara para un peeling. Utilice para ello una crema exfoliante suave. Siguiendo las instrucciones, aplíquese esta crema con un masaje, déjela actuar y aclárase el cutis después con abundante agua.

Eccemas de la piel grasa

El eccema seborreico

El eccema seborreico es un problema cutáneo propio de jóvenes adultos de entre 18 y 40 años. Consiste en la aparición de pequeños focos eccematosos de color amarillo rojizo principalmente en la cabeza, el cuello y el esternón, así como entre los omóplatos y los pliegues inguinales. Estos se extienden, sobre todo, alrededor de los conductos excretores de las glándulas sebáceas y pueden llegar a cubrir grandes superficies. Con frecuencia, estos focos eccematosos se convierten en una descamación grasa. A diferencia de los eccemas característicos de una piel seca o de los eccemas alérgicos, no suelen producir prurito. En invierno es usual que esta enfermedad empeore, mientras que en verano se secan los focos especialmente al exponerlos al sol, volviéndose pálidos.

No se conocen exactamente las causas del eccema seborreico. Se cree que la hiperactividad de las glándulas sebáceas, como la que se observa también en el caso de acné, contribuye a la aparición de esta enfermedad. Asimismo, también intervienen factores hormonales, así como probablemente infecciones subcutáneas de los folículos pilosos.

El tratamiento del eccema seborreico

Para tratar el eccema seborreico existen diferentes medicamentos, que suelen aplicarse localmente en forma de cremas, champús o lociones. Algunos productos con brea permiten aliviar la irritación, y aquellos con principios activos como el ácido salicílico o el sulfuro de selenio permiten desprender las escamaciones grasientas. Si el eccema es importante, suele recomendarse una terapia mediante productos con cortisona, que en la mayoría de casos se aplica localmente, es decir, sobre la piel afectada.

El eccema costroso: el eccema graso y escamoso neonatal

El eccema seborreico puede aparecer ya durante la lactancia. En este caso se le denomina eccema costroso y suele manifestarse casi exclusivamente durante los tres primeros meses de vida. Se sospecha que puede derivarse de cambios hormonales en la sangre después del nacimiento. Esta enfermedad se confunde a menudo con la costra láctea, el primer estadio de la neurodermatitis. El eccema costroso es una alteración cutánea inocua, en la que se forman costras grasas y amarillentas sobre piel enrojecida, que van extendiéndose en forma de «mapas». Normalmente las costras afectan a toda la cabeza, especialmente la coronilla, el límite de la frente con el cabello y detrás de las orejas. Una vez desprendidas las costras, aparece una piel enrojecida y con supuraciones. No debe tratar de quitarse las costras de la cabeza mientras éstas permanezcan pegadas a la piel y no se hayan desprendido ya en parte.

Los eccemas grasos y escamosos en los bebés pueden reblandecerse con aceite de parafina u oliva, así como con una vaselina especial con ácido salicílico. Los baños tibios en agua con aceite o un masaje con aceite para niños permiten curar las alteraciones cutáneas. Si el trastorno afecta a gran parte del cuerpo, el médico puede prescribir una mixtura de cinc.

El acné, el mal de la adolescencia

El acné afecta prácticamente sólo a adolescentes y jóvenes. Especialmente durante la pubertad, una época en que todo cambia –el cuerpo, el carácter, la voz–, la piel también se transforma. De pronto, comienzan a aparecer los granos. Una posible terapia para combatir esta engorrosa pero inocua alteración podría ser simplemente esperar; sin embargo, muchos jóvenes no pueden aguardar a que el problema desaparezca, ya que su estado de ánimo también sufre a causa de este trastorno. Así, pues, debemos prestarles ayuda, para lo que existe una amplia gama de productos y opciones.

Las hormonas provocan granos

El acné es una enfermedad de las glándulas sebáceas. Bajo determinadas circunstancias, se forman en éstas primero comedones que, al inflamarse, dan lugar a granos y pústulas. El grado en que la piel se ve afectada por el acné depende principalmente de su naturaleza, condicionada por sus características genéticas. En una piel grasa con una alta producción sebácea, se forma acné con mayor facilidad que en una piel seca. Si los dos padres han tenido una piel grasa y acné durante la juventud, es muy probable que sus hijos sufran las consecuencias de esta desafortunada combinación.

Pero, ¿por qué aparecen los granos precisamente durante la pubertad? En esta fase, el cuerpo experimenta grandes cambios hormonales, que afectan sobre todo a la hormona sexual masculina. Estos andrógenos, entre los que se encuentra la testosterona, estimulan la producción de las glándulas sebáceas, lo que acaba provocando los característicos granos.

Desafortunadamente, el acné afecta precisamente a aquellas

partes del cuerpo que menos podemos ocultar: el rostro, el cuello, la espalda y el pecho. En estas zonas se concentra un gran número de glándulas sebáceas, y cuanto mayor sea su actividad, tanto mayor es el grado de erupción de los granos.

> *Los andrógenos, el grupo de hormonas sexuales masculinas, estimulan la producción sebácea. Ello explica por qué los chicos se ven afectados por el acné en mayor medida que las chicas. No obstante, tampoco ellas se libran de esta alteración cutánea, ya que su organismo también sintetiza hormonas masculinas.*

El acné: ¿una alteración estética o una verdadera enfermedad?

Por suerte, los adolescentes y los jóvenes normalmente presentan el tipo de acné que se forma a partir de comedones y que los expertos dan en llamar acné comedónico.

Este tipo de acné puede resultar muy antiestético, pero no afecta a la salud. En cambio, otro tipo de acné, el acné conglobata, suele ser problemático. Cuando varios granos grandes se unen y alrededor de los folículos se forman conductos con pus, ello puede destruir la piel en las zonas afectadas y propiciar la formación de cicatrices. A fin de evitar estas consecuencias, así como para reforzar de nuevo el sentimiento de autoestima debilitado a menudo por la presencia del acné, se recomienda someterse a una terapia bajo el control de un dermatólogo cualificado.

Los estadios de la formación de granos

Estadio 0. Los saquitos de las glándulas sebáceas, denominados folículos, presentan un tamaño normal. El aumento de la producción sebácea es estimulado, sobre todo, por hormonas.

Estadio 1. El sebo agranda el folículo. En los saquitos de las glándulas sebáceas que están aumentando de tamaño se acumulan las células de la córnea y las bacterias, obstruyendo los conductos excretores del folículo. A pesar de que la abertura al exterior todavía permanece cerrada, ya puede apreciarse un puntito blanco relacionado con la acumulación de sebo.

Estadio 2. Si la grasa y las células de la córnea siguen acumulándose en el folículo, se abre el conductor excretor. Puede observarse ahora el típico comedón con la cabeza negra. De forma equivocada, se cree con frecuencia que los puntos negros se deben a una limpieza insuficiente. Sin embargo, esto no es cierto: el color oscuro se deriva de la melanina, el pigmento principal de la piel.

Estadio 3. La presencia de bacterias en el interior del folículo ocasiona una inflamación. Se forma pus, que desde fuera puede reconocerse como granos rojos endurecidos con un centro amarillo blanquecino. En caso de un acné grave, las paredes de los folículos podrían romperse y la inflamación propagarse al tejido cutáneo adyacente. Las formas de acné con granos inflamados reciben el nombre de acné papulosa. Si se forman pápulas de acné purulentas graves (si la inflamación continúa extendiéndose bajo la piel), se lo conoce por acné conglobata.

Un tipo de acné especial es el Mallorca o estival, relacionado con una intensa exposición a los rayos ultravioleta y los productos de protección solar en personas sensibles. Algunos aceites de bronceado, así como algunas sustancias como el yodo, el bromo o el cloro pueden dar lugar a modalidades específicas del acné, como el cloracné.

Medidas contra el acné

Una alimentación variada con mucha fruta fresca, hortalizas y productos cereales integrales, un estilo de vida sano con mucho ejercicio y suficientes horas de sueño, así como un tratamiento consecuente de la piel sin llegar al extremo de una higiene excesiva contribuyen al bienestar general y también al de la piel. El sol tomado con moderación es bueno para la piel e incluso hace desaparecer los granos.

Orientación psicológica

Para tratar el acné también es necesario ocuparse de las condiciones anímicas del afectado por el acné y tratar de acabar con prejuicios que desafortunadamente todavía se hallan profundamente arraigados: que si el acné es contagioso, se ve favorecido por comer demasiados dulces o –realmente grotesco– aparece al masturbarse.

♦ El acné no es contagioso. Los granos inflamados se forman debido a la acción de determinadas bacterias, por lo general, las denominadas bacterias propiónicas, que se encuentran en la piel de todas las personas y no son responsables, de ningún modo, de transmitir enfermedades infecciosas.

♦ La alimentación no tiene en absoluto o prácticamente nada que ver con la aparición de acné, dato que se ha comprobado científicamente. Ello no obstante, no debería dar carta blanca para engullir gran cantidad de dulces y productos de comida rápida, ya que una alimentación sana y rica en vitaminas es esencial para el organismo y, por tanto, también para la piel. Pero exigir a un adolescente que renuncie a todas las golosinas no tiene sentido, ya que por un poco de chocolate o un par de caramelos el acné no aparecerá con mayor fuerza de lo que ya lo hace de por sí.

♦ Otras opiniones infundadas acerca de la formación del acné, como la archisabida hipótesis según la cual la masturbación lo provoca, pertenecen naturalmente al reino de la fantasía.

Aun cuando el acné sea uno de los trastornos cutáneos más frecuentes y afecte a prácticamente todos los jóvenes con mayor o menor intensidad, aun cuando los granos y las pústulas desaparezcan algún día por sí solos, el acné es una enfermedad que altera al adolescente, no sólo física, sino sobre todo también anímicamente.

Tratamiento cosmético del acné

La tentación de tocarse los granos y reventarse los comedones es muy grande. Sin embargo, lo aconsejable es mantener los dedos fuera de la cara, ya que esto puede aportar más daños que beneficios. Si no se presiona desde el ángulo adecuado o se irrita o se daña la piel debido a unas uñas muy largas, por ejemplo, los granos pueden comenzar a extenderse de forma considerable y ocasionar inflamaciones y cicatrices. En cualquier caso, si uno desea quitarse los granos y las pústulas debería ponerse en manos de una esteticista, que eliminará los comedones de forma profesional y con la debida desinfección de la piel. Asimismo, también existen productos cosméticos para la piel con acné como, por ejemplo, barras cubridoras antisépticas, que pueden escogerse en el tono de tez de cada uno. En contra de lo que se pensaba anteriormente, los productos de maquillaje no resultan perjudiciales, siempre que estén indicados para pieles con acné, de modo que no contengan sustancias que obstruyan los poros y favorezcan, por tanto, la formación de comedones.

Lavarse con demasiada frecuencia supone una agresión para la piel ya de por sí sensible. Al elegir los productos para el cuidado y la limpieza de la piel, es posible que deba experimentar con varios hasta dar con los que tolera bien.

Tratamiento médico del acné

Existen diferentes métodos para combatir los granos. No obstante, la mayoría de terapias requieren mucho tiempo, es decir, llevan semanas y meses hasta que comienzan a surtir efecto. Es importante comunicar esto a los jóvenes pacientes, puesto que suelen encarar el tratamiento con gran optimismo, pero se desilusionan en cuanto comprueban que el acné no ha desaparecido ya al cabo de pocos días.

Medidas de la terapia contra el acné

❖ Cinc: Este oligoelemento lleva a cabo funciones clave en el organismo. Interviene en varios procesos metabólicos, desempeña un papel importante en la defensa inmunológica y resulta necesario para la constitución y el funcionamiento de la piel. Alrededor de un 20% del cinc presente en el organismo se encuentra en la piel. En una dieta equilibrada, el aporte de cinc necesario se ve cubierto normalmente. Sin embargo, en aquellas formas de acné inflamatorio puede resultar conveniente tomar también preparados de cinc.

❖ Cura de descamación: Con la aplicación de sustancias como ácido salicílico, ácido glicólico, peróxido de benzoílo o retinoides (productos de ácido de vitamina A), se seca la piel hasta que desaparezcan los comedones y descienda la inflamación. Con frecuencia, la piel se irrita más a principio del tratamiento, por lo que parece que incluso empeore los primeros días.

❖ Antibióticos: Si la inflamación es muy acentuada, es posible que el médico prescriba antibióticos tópicos u orales además de la cura de descamación. Por lo general, se trata de un tratamiento corto y de baja dosificación, de forma que no cabe contar con efectos secundarios.

❖ 13-cis-retinoide: Este principio activo es un derivado del ácido de vitamina A y se administra por vía oral. Esta sustancia muestra una gran eficacia y se utiliza para formas de acné graves y para las que ya han fallado otras terapias. El 13-cis-retinoide frena la producción excesiva de sebo, elimina el trastorno de queratinización y calma la inflamación. Con todo, esta sustancia tan eficaz también tiene efectos secundarios y no es apto para mujeres embarazadas. Si se dosifica incorrectamente, puede provocar alteraciones cutáneas graves.

❖ Hormonas: El tratamiento con andrógenos puede ser de ayuda a chicas jóvenes. Estas sustancias inhiben la acción de las hormonas sexuales masculinas, evitando un estímulo excesivo de la actividad de las glándulas sebáceas. La terapia con andrógenos no puede aplicarse en chicos jóvenes ni en hombres, ya que alterarían su metabolismo hormonal.

Deben extremarse las precauciones cuando se están tomando determinados medicamentos contra el acné, ya que en algunos casos podrían producirse interacciones no deseadas al exponerse al sol.

La piel seca

Una piel seca presenta unas características envidiables cuando se es joven. Con la edad, precisa de muchos cuidados, aunque si se trata adecuadamente conserva un buen aspecto, ya que se trata de una piel que prácticamente no conoce los granos, la hipersensibilidad, el brillo de la grasa o los poros grandes. Si se le dedica la atención que requiere, la piel se conserva bonita, suave, uniforme y con poros pequeños. Su único defecto es que sus glándulas sebáceas producen poca grasa. Al igual que en la piel grasa, ello suele venir condicionado por la herencia genética.

Cuando las glándulas sebáceas secretan grasa en poca cantidad, la capa protectora de la piel de grasa y sudor es demasiado fina, afectando a la capa córnea. Las células cutáneas no se hallan suficientemente unidas, formándose pequeños huecos microscópicos entre sí. A través de estos huecos la piel pierde agua, y los agentes externos nocivos pueden penetrarla prácticamente sin hallar obstáculos. Si la piel se reseca rápidamente, pueden formarse arrugas prematuramente con más facilidad. No obstante, se puede evitar esta consecuencia en gran medida si se le prestan los debidos cuidados.

Los cuidados de la piel seca

Por la mañana, después de lavarse la cara con agua templada, aplíquese un tónico sin alcohol, es decir, no irritante, con un tapón de algodón. Esto es importante, ya que, de lo contrario, permanecerían restos de cal del agua en la piel que podrían resecarla aún más. Al mismo tiempo, se prepara así la piel para que absorba mejor una buena crema hidratante. Ésta deberá estar enriquecida con aceites naturales que puedan absorberse y asimilarse bien. Los ácidos oleicos poliinsaturados resultan especialmente adecuados para este fin como, por ejemplo, el ácido linoleico.

Por la noche, límpiese el cutis con una leche limpiadora suave que a ser posible contenga también principios nutrientes. Así, existen productos con almendra o aguacate que no sólo limpian, sino que también nutren y tienen un efecto reestructurador. Finalmente, lávese la cara, aplíquese un tónico suave y después una crema de noche enriquecida.

> *Las cremas de noche para pieles secas deben contener principios hidratantes y lípidos de gran calidad. Entre ellos se cuentan el aloe vera o el aceite de jojoba.*

Cuidados especiales para determinados casos

La piel seca es especialmente sensible a estímulos como el sol, el aire caliente seco y la sauna. Por tanto, precisa una atención y unos cuidados especiales, sobre todo, en invierno, cuando la calefacción y el frío representan una mayor amenaza. Aplíquese dos veces a la semana una mascarilla, que la nutrirá y la hidratará. Para este fin resultan apropiados productos con aceite de germen de trigo.

En verano la piel también se encuentra expuesta a diversos factores. Si tiene una piel seca, seguramente ya habrá podido comprobar que ésta se deteriora sensiblemente al sol en la playa. Con frecuencia se dan sorpresas desagradables tras las vacaciones, cuando uno se da cuenta de que tiene más arrugas que antes de comenzar las vacaciones. Protéjase mediante filtros solares de factor alto (doce como mínimo) y después de tomar el sol aplíquese un buen aftersun. De esta forma, impedirá que la piel se reseque aún más y que se acaben formando arrugas. Los largos paseos bajo la lluvia permiten a la piel almacenar gran cantidad de agua. Se ha comprobado que una piel seca se recupera visiblemente en estas condiciones.

Tampoco la sauna es ideal si tiene una piel seca. La sauna puede ser una buena cura de salud para la circulación y los vasos sanguíneos, pero para la piel la atmósfera seca y caliente que crea le supone una pérdida excesiva de agua y grasas. Quien aun así no quiera renunciar a estos estímulos de calor y frío, debería dar preferencia a los baños de vapor. En este caso el vapor de agua caliente no sólo es beneficioso para la circulación y los vasos sanguíneos, sino que hidrata la piel.

El masaje con vitamina E es un verdadero bálsamo para la piel seca. Se pinchan con una aguja una o dos cápsulas de vitamina E (de venta en farmacias o establecimientos de productos dietéticos) y se vierten sobre la piel. A continuación, se masajea el aceite hasta que se absorba, procurando que no entre en contacto con los ojos.

Eccemas secos y prurito

Si bien las personas con una piel que tiende a ser grasa y a tener granos y comedones suele sentirse acomplejadas por su aspecto, los que tienen una piel seca se resienten más bien de las molestias físicas que provoca. La piel tiene un tacto áspero, se nota agrietada y tirante y llega a escocer bastante en algunas ocasiones. Incluso tras una ducha o un baño breve, la piel se reseca todavía más, y no tolera bien el jabón. En invierno este problema puede agravarse hasta el punto de formarse eccemas.

La predisposición a padecer eccemas cutáneos secos se hereda. Así, la xerosis, el término médico para esta enfermedad, puede eclosionar en cualquier momento de la edad adulta, aunque las personas mayores son las que se ven más afectadas. Ello se debe a que con la edad la secreción de las glándulas sebáceas disminuye y, en consecuencia, la piel pierde aún más suavidad y elasticidad. En un primer estadio, los eccemas xeróticos se ponen de manifiesto en forma de focos rojizos poco definidos. Suelen aparecer en las piernas, la cara interior de los brazos, los hombros y el rostro. En algunos casos se forman pequeñas escamas secas, que pueden causar un prurito muy irritante. De persistir la sequedad debido a un déficit de lípidos en la piel y no recibir grasa ni agua de fuentes externas, la superficie de los eccemas puede agrietarse, llegando incluso a sangrar y causar dolor. Dado que en estos puntos la piel ha dejado de desempeñar su vital función como barrera protectora, los agentes patógenos lo tienen más fácil para acceder al organismo. Asimismo, la piel es más propensa a desarrollar alergias e infecciones.

Si bien la piel seca con tendencia a los eccemas es una cuestión hereditaria, otros factores también pueden favorecer este trastorno cutáneo, como, por ejemplo, los baños demasiado frecuentes, una negligencia en los cuidados con productos hidratantes y lípidos o los ambientes secos con una calefacción demasiado alta.

Lípidos y productos hidratantes como la terapia óptima

Afortunadamente, los eccemas cutáneos secos pueden tratarse normalmente sin mayor problema, incluso mejor que los problemas de una piel grasa o sensible. Los eccemas suelen responder bien a cremas o pomadas grasas, así como a baños de aceite medicinales especiales, y en muchos casos desaparecen al cabo de pocos días. Para ello, no obstante, debe seguirse el tratamiento de forma consecuente. Sólo deben tomarse baños con estos aceites especiales, y después de lavarse o ducharse debe aplicarse crema en la piel y, en especial, en las zonas de los eccemas. Por otro lado, debe evitarse todo lo que pueda causar irritación o secar la piel.

Medidas para evitar irritaciones de la piel seca de modo eficaz

- ❖ No lavarse más de lo estrictamente necesario
- ❖ Utilizar el jabón con moderación
- ❖ Procurar que la atmósfera siempre sea húmeda (especialmente en invierno con la calefacción y en estancias con gran presencia de madera como parquet o techos artesonados, etc.)
- ❖ Llevar prendas de algodón en lugar de lana, sobre todo las que se encuentran en contacto directo con la piel.

---

*Si padece de xerosis grave, debería someterse a un
control de la glándula tiroides, puesto que el hipo-
tiroidismo puede ser el responsable de una piel seca
con eccemas.*

La piel sensible

Este tipo de piel, al igual que la piel seca, también se caracteriza por
una tez de poro pequeño, suave y terso. Y es que la piel sensible
también tiende a ser seca. Además de una limitada producción de
grasa, este tipo de piel es, por naturaleza, muy delgada y presenta
un bajo grado de pigmentación.

En consecuencia, la mayoría de personas que tienen este tipo
de piel son de tez clara y cabello rubio o pelirrojo. La predisposición para tener este tipo de piel es hereditaria, aunque también
puede verse favorecida por factores medioambientales. Si durante
años una piel seca sufre las inclemencias del frío, el viento, el sol y
la contaminación y no recibe los cuidados adecuados, puede convertirse en una piel sensible. Prurito, sensación de tirantez y manchas rojas son indicios de ello. No en vano el estado anímico desempeña un papel clave en el tipo de piel. Así, por ejemplo, es
característico de una piel sensible que ante una situación de estrés
reaccione con manchas rojas en el rostro, el cuello y el pecho.

En algunos casos es el exceso de cuidados el que provoca sensibilidad en la piel. Por otro lado, cambiar constantemente de productos también le causa irritación. Precisamente se suelen cometer
estos errores porque se cree que la piel sensible necesita una dosis
adicional de grasa e hidratación. En los cuidados de este caprichoso
tipo de piel, sin embargo, la consigna es la moderación.

*Si tiene la piel sensible, sea especialmente mode-
rado con el agua y los productos de limpieza, puesto que resecan la piel y favorecen la formación de
manchas rojas y otras irritaciones cutáneas.*

Así se prueba un nuevo producto cosmético

Si desea probar un nuevo producto cosmético para el cuidado de la piel, hágalo siempre cuando la piel se encuentre bien. Al principio es recomendable utilizar una muestra. Haga la prueba con esta muestra durante tres días consecutivos, aplicándose el producto en la cara interna de una de las muñecas, donde la piel es especialmente sensible. Si al cabo de cuatro días no han aparecido irritaciones como prurito o escozores ni se han producido una descamación o manchas rojas, puede utilizar este producto para el cutis sin problemas.

Los cuidados de la piel sensible

Por la mañana, se refresca la piel con agua templada y se aplica una crema de día ligera. Existe una amplia gama de productos cosméticos para el cuidado de este tipo de piel, que se caracterizan por contener principios activos suaves y paliativos como pantenol y caléndula. Al elegir productos cosméticos tenga en cuenta que éstos contengan el menor número posible de sustancias. Existen algunos que están compuestos por más de cuarenta componentes. La probabilidad de que una piel sensible no tolere alguna de estas sustancias es muy alta en este caso. Así, pues, «menos es más», la máxima del minimalismo, también puede aplicarse como consejo para una piel sensible. Si después de la crema de día, desea maquillarse, utilice un producto cremoso para ello, ya que los polvos son demasiado secos.

Por la noche, límpiese el cutis con una loción suave para pieles sensibles, séquese la cara y aplíquese un tónico sin alcohol. A continuación, póngase crema de noche para pieles sensibles. Para ello, puede resultar apropiado utilizar la grasa natural suave del fruto del butirospermo o árbol mantequero.

Primeros auxilios en caso de irritación

Una piel sensible reacciona a estímulos externos como nuevos productos cosméticos o en una crisis nerviosa con prurito, tirantez y manchas rojas. En un caso así, la aplicación de un paño con agua fría (no congelada, sino refrescante) constituye el mejor remedio inmediato. Para ello, se sumerge un paño suave y limpio en agua fría, se escurre y se coloca sobre la piel irritada. Cierre los ojos y concédase un par de minutos de tranquilidad. Al retirar el paño, no utilice una toalla, deje que se seque al aire libre. Para contrarrestar la sensación de tirantez que se vuelve a producir ahora, lo mejor es aplicarse la crema hidratante habitual. Al cabo de un rato, la piel se calma de nuevo, y la sensación de ardor y las manchas rojas han desaparecido.

Si se le irrita mucho la piel, puede aplicarse una mascarilla balsámica dos veces por semana. Entre los principios activos aconsejables se encuentran el aceite de bisabol (obtenido del aceite de manzanilla), la salvia o la tila. En el caso de una piel sensible, no obstante, debe prestarse especial atención a las sustancias utilizadas, ya que cualquier principio activo, a pesar de tolerarse bien y no ser nada irritante por lo general, puede no tolerarse de forma pasajera.

Evite las sustancias irritantes

En la medida de lo posible, evite todo aquello que pueda irritarle la piel. No se exponga durante largo rato al sol y protéjase mediante un filtro solar de factor 20 como mínimo. Para las zonas especialmente sensibles se aconseja incluso utilizar un bloqueador solar. Lo mismo cabe decir del aire frío en invierno. Existen cremas que le protegen del frío y que debería emplear antes de realizar un paseo al aire frío invernal.

Aparte de estos factores externos, también existen agentes internos que someten a su piel a un sobreesfuerzo. Entre estos se cuentan, además de las cargas emocionales, sustancias como la cafeína, el alcohol y las especias picantes. Todos hemos podido observar en alguna ocasión cómo una persona especialmente sensible ha reaccionado con manchas rojas en el rostro nada más tomar un vaso de vino o después de un plato picante. Evítele a su piel este tipo de irritantes. Si la trata con suavidad y moderación, una piel sensible puede cambiar con el tiempo a un tipo de piel más resistente. Es posible que se vuelva cada vez más seca, pero con los productos adecuados se puede contrarrestar perfectamente este déficit.

Consejo adicional: aplíquese un paño impregnado con té de malva y manzanilla tibio durante dos horas en las zonas afectadas. Esto calma el dolor de los eccemas.

Eccemas alérgicos y erupciones cutáneas

Muchos están convencidos de que una piel sensible también es propensa a ser alérgica. Cualquier molestia cutánea como un granito o un enrojecimiento en torno a los ojos o la boca la interpretan como una alergia. Sin embargo, esto no siempre es así. Si bien es cierto que se registra un mayor número de casos de alergias como las alimentarias o la fiebre del heno en personas con una piel sensible, muchas alteraciones cutáneas no constituyen los indicios de una típica alergia, sino la manifestación de que la piel simplemente reacciona a determinadas sustancias con mayor intensidad. Por esta razón, en dermatología se distingue entre las verdaderas alergias de la piel y las denominadas reacciones de intolerancia. No obstante, los estadios de transición entre los dos cuadros patológicos son difusos, produciéndose también formas mixtas.

Las verdaderas alergias

En los trastornos alérgicos de la piel, el sistema inmunológico siempre se halla directamente implicado. Las defensas del organismo reaccionan de forma hipersensible a determinadas sustancias llamadas alergenos. Estos pueden ser las sustancias más dispares, como el polen de flores, ácaros, hongos, metales, determinados ingredientes de los alimentos, el pelo de animales, etc. Entre estos se cuentan los típicos alergenos como el níquel, algunos colorantes textiles o determinadas sustancias de detergentes y suavizantes que provocan la alergia por contacto directo.

Sin embargo, existen otros alergenos que llegan al organismo a través de los alimentos o de la respiración y que, además de problemas gastrointestinales o dificultades respiratorias, pueden provocar también alteraciones cutáneas. En su defensa contra los alergenos, el sistema inmunológico despliega demasiados recursos, y la cascada de la reacción alérgica se pone en marcha. Se movilizan todas las células y sustancias de defensa, incluso los denominados mediadores. Estos son sustancias del organismo, como la histamina, que causan las alteraciones alérgicas e inflamatorias en los tejidos y la piel. Cuando el organismo ha identificado un alergeno, en lo sucesivo responderá con manifestaciones patológicas siempre que entre en contacto con la sustancia en cuestión. En este caso, la cantidad en que se encuentre el alergeno tiene una importancia secundaria. Con frecuencia, basta una cantidad ínfima para provocar eccemas o síntomas como tos, constipado, estornudos y ojos llorosos.

A diferencia de las alergias, las reacciones de intolerancia no guardan relación con los procesos inmunológicos. Probablemente estas reacciones se deban más bien a una irritación directa. Sin embargo, todavía no se conoce exactamente cómo transcurren los procesos en que se basan estos mecanismos.

Posibles desencadenantes de un eccema alérgico por contacto

❖ Metales: níquel, cobalto, cromatos
❖ Bases de pomadas: lanolina, bálsamo del Perú
❖ Conservantes: formaldehído, ésteres de PHB
❖ Materiales naturales: piel, goma
❖ Sustancias vegetales: por ejemplo, en maderas tropicales

Reacciones cutáneas alérgicas

Las reacciones cutáneas alérgicas pueden ponerse de manifiesto de formas muy distintas y en lugares diferentes del cuerpo. A menudo aparece un enrojecimiento bien delimitado o compuesto por numerosos puntitos que confluyen entre sí formando contornos poco definidos. En algunos casos permanecen al nivel de la piel, pero también pueden hincharse y transformarse en pequeños granos o pápulas.

Un aspecto característico es el prurito constante que provocan los trastornos cutáneos alérgicos. Prácticamente todas las regiones del cuerpo podrían verse afectadas: la cabeza, el rostro, el cuello y la nuca, pero también el tronco y las extremidades.

El eccema alérgico por contacto

El eccema alérgico por contacto es una de las reacciones alérgicas de la piel más frecuentes. Puede ser provocado por un gran número de sustancias (véase cuadro). En el lugar del cuerpo donde se ha producido el contacto con el alergeno, se forma el eccema. Muchos han experimentado, por ejemplo, el enrojecimiento irritante que ocasiona la hebilla de níquel de la correa de un reloj de pulsera o del botón de los tejanos en el vientre. La reacción se produce debido a pequeñas moléculas de la sustancia desencadenante. Estas sustancias presentan unas propiedades eléctricas y bioquímicas especiales que les permiten penetrar en la capa córnea superior de la piel. De este modo, acceden a zonas más profundas donde pueden combinarse con proteínas del organismo para así poder desplegar su acción alergena. El sistema inmunológico responde a la sustancia extraña, enviando sustancias mensajeras que deben combatirlo. Estas sustancias mensajeras, como la histamina, dan lugar a los típicos síntomas locales del eccema por contacto. Si ya no se produce ningún contacto más con el alergeno, el eccema va disminuyendo hasta desaparecer. Según el grado de los síntomas de esta alteración, es posible que esto lleve varios días e incluso algunas semanas. Si bien en el caso de los eccemas alérgicos por contacto es muy probable que la alteración cutánea permanezca relegada a una determinada zona, algunas alergias pueden llegar a afectar a toda la superficie de la piel. Especialmente en las reacciones alérgicas agudas se produce la característica erupción con numerosas ronchas, pequeñas ampollas, que escuecen de forma considerable.

A menudo también se produce la retención de líquidos en el tejido, los denominados edemas, que dan lugar a la formación de ronchas. Esta forma de alergia cutánea se la conoce como urticaria.

La erupción de ampollas también es propia de las reacciones de intolerancia, que pueden deberse a un gran número de medicamentos, conservantes y colorantes alimentarios, así como a otras sustancias. En ocasiones esta erupción es tan intensa que incluso deben inyectarse medicamentos como cortisona para contrarrestar las molestias como prurito, enrojecimiento, inflamación y formación de ronchas.

Las molestias de un eccema alérgico grave pueden mitigarse con determinados fármacos. Así, los antihistamínicos, por ejemplo, que también se comercializan en forma de pomadas y geles de aplicación tópica, calman el prurito y favorecen el proceso de curación.

Armonización del sistema inmunológico

Dado que en el caso de las manifestaciones alérgicas de la piel se trata de una intensa reacción de las defensas inmunológicas, muchos procedimientos de la medicina natural parten de este punto para enfocar su tratamiento. Es necesario encontrar el equilibrio y la armonización del sistema inmunológico, para reforzar, por un lado, las defensas y, por otro, para evitar las reacciones de hipersensibilidad. A continuación, se citan algunas de las terapias que se aplican en caso de alergias:

♦ **Hiposensibilización.** Este tratamiento parte de la determinación exacta del alergeno desencadenante de la reacción alérgica mediante diferentes procedimientos de test. Una vez identificado, se expone al cuerpo a estas sustancias, denominadas también antígenos, en pequeñas cantidades mediante inyecciones, a fin de que el organismo se habitúe gradualmente a ellas y desarrolle una tolerancia. Normalmente se inyectan estas sustancias en el brazo de forma subcutánea cada 14 días en una primera fase y posteriormente se van alargando los intervalos. Este tratamiento puede durar años y debe ser llevado a cabo únicamente por un médico con experiencia debido a las reacciones de hipersensibilidad que pudiera provocar.

♦ **Enzimoterapia sistémica.** Las enzimas participan en un gran número de funciones importantes del organismo, entre las cuales también se encuentra la de estimulación del sistema inmunológico. En algunas frutas tropicales como la papaya o la piña se encuentran en grandes cantidades, y el organismo las sintetiza en el páncreas, entre otros. La ingesta de enzimas en forma de comprimidos en este tratamiento tiene como objetivo armonizar las defensas del organismo.

También puede asegurarse un aporte adecuado de enzimas tomando mucha fruta, hortalizas y productos lácteos frescos.

♦ **Acupuntura.** Esta terapia que viene practicándose en China desde hace milenios también se aplica en los trastornos alérgicos como refuerzo terapéutico. Ésta consiste en la colocación de agujas en determinados puntos de la piel que se interrelacionan de forma especial con los órganos internos. En el caso de las alergias, se tratan los puntos que influyen en el metabolismo.

♦ **Inmunoterapia con preparados del timo.** El timo desempeña un papel clave en el control del sistema inmunológico. Gracias a la ingesta adicional de péptidos del timo se refuerza y regula la función de esta glándula, de forma que no provoque reacciones inadecuadas de las defensas del organismo.

El envejecimiento de la piel, la huella del paso del tiempo

El envejecimiento forma parte de la vida del ser humano. Ya a finales de los veinte y a comienzos de los treinta años de edad, se inicia un lento –aunque imperceptible en sus inicios– proceso de envejecimiento. Los procesos metabólicos del organismo dejan de funcionar igual que antes, y los primeros síntomas de declive pueden ponerse de manifiesto. Desafortunadamente, no es posible parar las manecillas del reloj del tiempo. Nadie puede conservarse joven, aun a pesar de todas las investigaciones que se han llevado a cabo desde tiempos inmemoriales en busca del elixir de la juventud. No obstante, lo que sí puede hacerse es postergar los síntomas de envejecimiento o al menos evitar que se produzcan de forma prematura. Todos conocemos personas que tienen un aspecto mucho más joven de lo que son en realidad gracias a un estilo de vida sano y equilibrado y unos cuidados apropiados.

Las arrugas, indicio de una piel madura

Los indicios más patentes del paso del tiempo lo constituyen las arrugas que van apareciendo con los años. Es un proceso natural que se desarrolla en distintas fases y depende de diferentes factores:
♦ Los primeros síntomas son unas líneas finas entre la nariz y la boca, en los ojos y la frente, conocidas como arrugas gestuales.

Se forman en la piel debido a los gestos repetitivos de la cara. Así, por ejemplo, al reír los músculos faciales utilizan siempre la misma región de fibras elásticas del tejido conjuntivo. Por esta razón, van perdiendo elasticidad y se van formando pequeños surcos en la superficie de la piel.

♦ Las fibras de colágeno que, junto con las fibras elásticas atraviesan el tejido conjuntivo en un complejo entramado, van disminuyendo en número con la edad. Esto tiene como consecuencia que la piel puede almacenar menos líquidos. Por esta razón, la piel no tiene un aspecto tan suave y terso como antes.

♦ La capacidad de regeneración de la piel va disminuyendo. En una persona de 50 años, las células de la epidermis se dividen a un ritmo dos veces menor que en un joven de 20 años. En consecuencia, la capa córnea no se conserva tan intacta y firme como en una piel joven, por lo que es más propensa a las arrugas.

♦ Las glándulas sebáceas y sudoríparas de la piel no funcionan tan activamente. Se cree que con la edad éstas secretan un tercio menos que en la juventud. Este factor también influye en la deshidratación de la piel y en la alteración de la capa protectora ácida. Se forman arrugas, y la piel no puede defenderse tan eficazmente de los agentes externos nocivos.

Además de las arrugas, con la edad también se producen otras alteraciones en la piel. Así, el perfil del rostro va cambiando en muchas personas con el tiempo. Ello se debe a que el tejido conjuntivo se debilita, con lo que la piel deja de tener un aspecto tan terso y firme.

No obstante, estos indicios de envejecimiento no tienen por qué ser tan pronunciados. No todas las personas envejecen al mismo ritmo. Algunas personas con 50 años parece que tengan todavía 40, y a otras, en cambio, se les echa más años de los que tienen en realidad. Nuestros genes tienen mucho que decir acerca de la velocidad a la que envejecemos. Esta predisposición hereditaria influye en un 50% en nuestro proceso de envejecimiento. El otro 50% está en nuestras manos, es decir, en los cuidados que prestemos a nuestra piel y en un estilo de vida equilibrado.

> *La limpieza y los cuidados son los pilares para la conservación de una piel fresca y joven. Sin embargo, los excesos la pueden dañar. En este caso, la medida correcta tiene gran importancia. Al igual que para todo el cuerpo, una «sobredosis» de nutrientes también puede resultar nociva para la piel.*

Plan de cuidados de la piel madura

Limpieza

Para comenzar con los cuidados de la piel, realice una limpieza suave del cutis. Si desea utilizar jabones artificiales, recomendamos aquellos productos que tengan un valor pH bajo en torno al 5,5, es decir, ligeramente ácido. De esta forma se refuerza la capa protectora ácida de la piel. Los productos alcalinos, en cambio, la dañarían. Una crema limpiadora resulta aún más apropiada para pieles maduras. A diferencia del resto de productos de limpieza, éste contiene muchos lípidos, lo que es ideal para este tipo de piel. Aplíquese la crema mediante un suave masaje y aclárese con agua templada. Séquese después la piel con cuidado con tapones de algodón.

Tratamiento intensivo

Prepare ahora el cutis para el tratamiento mediante un tónico suave, que no contenga alcohol, ya que de lo contrario lo podría resecar aún más o incluso irritar. Existe una amplia variedad de tónicos bien tolerados con sustancias activas naturales y suaves como la lavanda o el hamamelis.

A continuación proceda a realizar el tratamiento intensivo, especialmente beneficioso para las pieles maduras. La crema de día debería nutrir con lípidos, hidratar la piel con agua y ayudarla a almacenar estas sustancias. También deberá contar con un filtro ultravioleta, indispensable dada la radiación actual, con un factor de protección solar cuatro como mínimo, dado que los rayos ultravioleta se cuentan entre los enemigos más agresivos de la piel. Envejece la piel a ritmo más rápido y contribuye de forma directa a la formación de arrugas. En la actualidad, la mayoría de cremas de día contienen un filtro ultravioleta, aunque no suelen llevar indicado el factor de protección exacto.

Mientras que la crema de día debe nutrir y proteger la piel, la crema de noche para pieles maduras tiene por función favorecer su recuperación y regeneración. Según investigaciones recientes sobre los mecanismos de división celular, se ha comprobado que la división celular en la piel tiene lugar durante las primeras horas de la noche. Ello significa que a esas horas la piel se encuentra ocupada renovándose. De esta forma, las sustancias que aporte a su piel se aprovecharán de forma más eficaz que a otras horas del día. Por esta razón, la crema de noche debe incluir una gran cantidad de nutrientes y lípidos para favorecer el proceso de regeneración.

La calidad de los productos para el cuidado de la piel depende también de la elección de sus componentes. Así, por ejemplo, los aromas en una crema para el cutis de la cara resultan superfluos, ya que lo único que harán es afectarla innecesariamente.

Los componentes de los productos cosméticos

Las sustancias utilizadas en la fabricación de productos para el cuidado de la piel deben constar en la etiqueta, tal como se estipula en las disposiciones relativas a este respecto. La mayoría de componentes son conocidos y sabemos cuáles son sus funciones. Otros nos son familiares gracias a la publicidad de cosméticos, pero su significado es un misterio para la gran mayoría. Por este motivo, trataremos a continuación los principios activos más importantes de los productos para el cuidado de la piel:

♦ La urea se cuenta entre las sustancias que pueden fijar el agua. Incluso las pieles con un alto grado de descamación y sequedad se vuelven tersas gracias a una crema base que contenga urea.
♦ Los liposomas son moléculas tan finas que pueden penetrar en las capas más profundas de la piel. Por esta razón, se utilizan en varios productos cosméticos indicados para pieles maduras, ya que pueden transportar principios activos como el colágeno hacia capas interiores de la piel. Hace un tiempo el transporte de sustancias a estas capas cutáneas para que la piel las aprovechara constituía todo un problema. En la mayoría de los casos, estas sustancias permanecían en la superficie y no podían activarse. Con los liposomas se ha descubierto una vía para cuidar la piel en las capas más profundas.
♦ El ácido hialurónico también es sintetizado por el organismo, por lo que es totalmente natural. Su valor radica en su gran capacidad de almacenamiento de agua. Los productos para el cuidado de la piel madura están especialmente indicados, ya que mejoran la hidratación de la piel seca.
♦ Entre los ácidos AHA (ácidos alfa-hidróxidos) se cuentan el ácido láctico y los ácidos de frutas idénticos a los naturales, como el ácido málico, el ácido cítrico y el ácido glicólico obtenido de la caña de azúcar. La ventaja de estos ácidos de cadena corta consiste en su excelente capacidad de penetración en la piel. No obstante, funcionan de forma algo distinta que los liposomas. Los ácidos AHA pueden revitalizar la capa exterior de la piel, acelerando el desprendimiento de las células muertas, así como su regeneración. La piel tiene un aspecto más fresco y terso. En el tejido conjuntivo pueden favorecer el colágeno. Así, pues, los ácidos AHA actúan en la primera y segunda capa de la piel.
♦ El D-pantenol puede almacenar agua y tiene un efecto curativo en las irritaciones y las quemaduras solares leves, por lo que suele encontrarse en las lociones para después del baño de sol. Constituye una forma especial de la vitamina B_5.

Los últimamente tan ensalzados ácidos AHA se en-
cuentran en concentraciones muy reducidas en los
productos cosméticos para el cuidado de la piel por
razones de seguridad, por lo que no deberá sobre-
valorarse su capacidad regeneradora. Debido a las
posibles irritaciones que pueden provocar, sólo es-
teticistas y dermatólogos podrán prescribirlos en
dosis mayores.

Áreas que requieren especial atención

Existen tres zonas problemáticas que delatan rápidamente la edad
debido a que son más propensas a presentar arrugas. Estas zonas corresponden a la parte anterior del cuello, el área en torno a los ojos y
el dorso de las manos. La piel en estas zonas es algo más delgada
y cuenta con un tejido adiposo dérmico y conjuntivo poco desarrollado. Apenas presenta glándulas sebáceas y sudoríparas, principales fuentes de lípidos y agua. No obstante, este déficit puede com-
pensarse con unos cuidados adicionales específicos. Por esta razón,
es necesario prestar especial atención a estas zonas.

El cuello
Dedíquele a esta parte como mínimo los mismos cuidados que al
cutis de la cara. Ello significa que no sólo debe aplicar la crema hidratante en la cara, sino también en el cuello y, a ser posible, también en todo el escote. Utilice para ello productos con nutrientes y
lípidos que puede aplicarse con cuidado mediante golpecitos sin es-
tirar del tejido sensible. Recuerde mantener el cuello siempre recto
y no deje caer la barbilla. Una postura incorrecta puede dar lugar a
la formación prematura de arrugas en esta zona.

Los ojos
La extremadamente delgada piel en torno a los ojos también requiere de unos cuidados especiales. Existen cremas ricas en nutrientes especiales con principios muy activos para combatir las
arrugas alrededor de los ojos. Con todo, en el cuidado de esta sensi-

ble zona también es importante la forma en que se aplica esta crema, ya que el fino tejido conjuntivo de esta área podría agrietarse si se somete a intensos masajes. Al principio estas grietas no son tan evidentes, pero con el tiempo la zona podría hincharse o formar sacos lagrimales.

Las manos
Las manos también merecen nuestra atención. Después de lavárselas es aconsejable aplicarse una crema para las manos rica en nutrientes, así como llevar guantes cuando las manos tengan que entrar en contacto con sustancias irritantes, es decir, al lavar, fregar, realizar trabajos de jardinería, etc. Los que van revestidos de algodón por dentro son especialmente confortables.

Si desea prestarle unos cuidados adicionales a sus manos, el tratamiento nocturno con guantes es idóneo. Para ello, antes de acostarse aplíquese una buena capa de crema grasa en el dorso de las manos y póngase unos guantes de algodón limpios y ligeros. Este tratamiento permite regenerar la piel de las manos por la noche de forma excelente.

Cuidados para todo el cuerpo

No sólo la cara y las zonas problemáticas precisan de nuestra atención. En la edad madura los cuidados de la piel de todo el cuerpo cobran cada vez mayor importancia. En esta etapa la piel requiere un tratamiento suave pero intenso de pies a cabeza. Así, por ejemplo, se forman capas córneas ásperas y secas en los codos, que pueden suavizarse si se aplica un masaje con aceite diario. Estas durezas también aparecen ahora en la planta de los pies con mayor frecuencia que antaño. Si se les proporciona los debidos cuidados, con un baño de pies, una cuidadosa eliminación de la piel endurecida alisándola con piedra pómez y un masaje final con una crema especial podológica, la piel vuelve a recuperar su elasticidad.

Para eliminar piel endurecida no deben utilizarse tijeras o raspadores afilados, ya que si se daña tardará en cicatrizarse bien, teniendo como consecuencia que las pequeñas heridas sangren continuamente.

Si la piel se vuelve más seca en todo el cuerpo, ello constituye un síntoma de envejecimiento totalmente natural. Las glándulas sebáceas y sudoríparas no despliegan tanta actividad, y la renovación de la piel se ha ralentizado en toda su superficie. Podemos comprobar esto especialmente después de la ducha, cuando la piel presenta descamación, escuece un poco y tiene un aspecto tirante. Para combatir estos síntomas existen lociones que actúan intensamente, como, por ejemplo, productos con urea, que hidratan la piel restableciendo su elasticidad. El masaje de cepillado en seco también ha demostrado tener muy buenos resultados. Éste debe realizarse antes de la ducha con un cepillo de cerda natural no muy dura y consiste en un masaje de la piel mediante movimientos circulares desde el pie derecho hasta la ingle y, a continuación, se cepilla la pierna izquierda desde el pie hasta la ingle de nuevo. Después se cepilla la barriga, las nalgas y los brazos, primero el derecho y luego el izquierdo, de abajo a arriba. Finalmente se masajea la espalda y el pecho. Este masaje estimula la irrigación de la piel, se eliminan las impurezas, y la piel tiene un aspecto más joven y fresco.

Para realizar los masajes de cepillado en seco se comienza siempre por las extremidades y se continúa en dirección al corazón. Estimulan la irrigación de la piel y mejoran la circulación sanguínea. Si después del cepillado en seco, se aplican además duchas frías y calientes, alternándolas, su salud se lo agradecerá.

El masaje facial contra las arrugas

Un masaje facial no sólo está indicado a partir de cierta edad. Es muy beneficioso también durante la juventud y produce además una agradable relajación. Gracias a un masaje facial adecuado, pueden suavizarse las líneas finas y retrasarse la formación prematura de arrugas. Para ello, es importante aplicar la técnica de masaje correcta, utilizar un buen aceite para la piel –a ser posible, enriquecido con las vitaminas A, C y E– y contar con algo de perseverancia. El momento ideal para el masaje facial es por la noche, después de la limpieza, cuando disponga de tiempo y se encuentre relajado.

Los toques esenciales de un buen masaje facial

1. La frente
Comience por la frente. Masajéese con las yemas de los dedos de ambas manos desde el centro de la frente de forma paralela hacia el exterior. Continúe el masaje desde las cejas hasta donde comienza el cabello. Para combatir las arrugas del área situada justo encima de la nariz, el siguiente toque es ideal: sujete esta zona con cuidado con los dedos pulgar e índice y masajee una gota de aceite mediante movimientos de vaivén hasta que se absorba.

2. Los ojos
Debido a la delicadeza del tejido subcutáneo en esta zona, que ya hemos mencionado anteriormente, debe prestarse especial cuidado al masajearla. Comience por las sienes y aplíquese masajes en torno a los ojos trazando formas ovaladas. Para ello, vaya suavemente desde las sienes hacia abajo, pase por debajo de los ojos, siga por la nariz y después por encima de los párpados superiores para volver de nuevo a las sienes. Repita este suave masaje varias veces yendo más allá de las sienes hasta donde comienza el cabello. A continuación, aplique unos golpecitos suaves con los dedos índice y corazón en torno a los ojos, siguiendo la misma trayectoria que en el masaje. Gracias a estos golpecitos, se logran aflojar impurezas, que acaban desprendiéndose.

3. La nariz

Realice pequeños movimientos circulares en ambos lados de la nariz, partiendo desde la punta hacia arriba, y repítalo varias veces. Preste especial atención a las aletas nasales y a la punta de la nariz. En estos puntos suelen concentrarse impurezas que podrá eliminar de este modo.

4. Las mejillas

Masajéese mediante pequeños movimientos circulares desde las aletas nasales de forma paralela hasta cubrir toda la mejilla. Comience cada vez un poco más abajo. De esta forma, llegará a las comisuras de la boca, la zona por debajo de las comisuras de la boca, la barbilla y finalmente a la punta de la barbilla.

Normalmente después de un buen masaje facial puede notarse cómo los contornos del rostro se hallan más tersos y ha disminuido la concentración de agua en el área de las mejillas y de los ojos.

5. Arrugas entre la nariz y las comisuras de la boca

Antiguamente se creía que las personas que desarrollaban prematuramente arrugas entre la nariz y las comisuras de la boca, tenían problemas de estómago y que tendían a ser huraños. Naturalmente, esto es absurdo. En realidad, prácticamente todos tenemos un surco profundo en este lugar. Se puede tratar de suavizarlo aplicando un suave masaje mediante movimientos circulares hacia las mejillas.

6. La región de la boca

Especialmente encima del labio superior suelen formarse pequeñas arrugas. Éstas se deben a movimientos de contracción de la boca que, por ejemplo, realizan los fumadores varias veces al día al succionar el cigarrillo. Masajee tanto por encima como por debajo de los labios siempre desde el centro hacia fuera, realizando pequeños movimientos suaves. Esta friega contrarresta en cierta medida esta consecuencia antiestética de fumar. No obstante, la costumbre de fruncir los labios cuando se está en tensión también puede provocar arrugas en esta zona.

7. Barbilla y parte inferior de las mejillas

En esta zona el tejido se debilita con más rapidez. Sujete el tejido almohadillado de la barbilla entre los dos dedos índice y masajéelo horizontalmente con movimientos de vaivén. Después coloque la yema de todos los dedos, a excepción del pulgar, sobre la barbilla y masajee todo el maxilar inferior en pequeños círculos desde la barbilla hasta las orejas. Repita este masaje varias veces.

8. El cuello

Masajéese suavemente el cuello por los dos lados, desplazando las manos desde la base del cuello hacia arriba en dirección al maxilar inferior.

Después de haber realizado estos pasos, masajéese el rostro un par de veces más mediante movimientos amplios. Retire el aceite que la piel no haya absorbido con tapones de algodón limpios y aplíquese la crema de noche habitual. Procure que no queden restos de aceite en torno a los ojos, puesto que podrían pasar fácilmente a éstos a través de pequeños surcos, irritando la conjuntiva.

Reglas para realizar un buen masaje facial

❖ Realice los masajes con la yema de los dedos.

❖ Comience siempre por la frente y vaya avanzando gradualmente hasta llegar al pecho. Esto estimula el drenaje linfático y ayuda a eliminar toxinas. Asimismo, se estimula también la circulación.

❖ Manipule la piel siempre con suavidad. No estire de ella ni la presione.

*Al masajear el cuello, procure no presionar excesi-
vamente la glándula tiroides.*

Músculos faciales en forma

Lo que es válido para los músculos de las piernas, las nalgas y el
abdomen, también lo es para los músculos de la cara. Una sólida
subestructura muscular evita el debilitamiento, la acumulación de
grasas y la formación de arrugas. Elimine las arrugas y evite la formación de nuevas en la medida de lo posible con la gimnasia facial.
Al igual que sucede con todo programa de entrenamiento muscular,
el éxito depende de la regularidad con que se lleve a cabo. Puede
practicar la gimnasia facial varias veces al día, cuando tenga un
poco de tiempo. Los diferentes ejercicios se han ideado específica-
mente para suavizar las arrugas más usuales. El entrenamiento es
muy sencillo y consiste básicamente en ir alternando entre la tensión y la relajación de los músculos. La fase de tensión deberá durar
alrededor de diez segundos en cada caso. Al igual que para el masaje, comience por la frente y vaya aplicando todos los ejercicios
hasta llegar a la región del cuello.

1. Arrugas de la frente
Coloque los dedos de las dos manos sobre la frente. Trate de levan-
tar las cejas contrarrestando esta ligera presión. Repita este ejercicio diez veces.

2. Arrugas del entrecejo
Cúbrase las cejas con los dedos corazón. Presione suavemente
sobre las cejas e intente contraerlas un poco en dirección contraria
a la presión ejercida por los dedos. Repita este ejercicio diez veces.

3. Arruguitas en torno a los ojos
Coloque los dedos corazón sobre las sienes y desde allí tire de los
párpados inferiores hacia atrás con mucho cuidado. Repita este
ejercicio cinco veces y procure no ejercer demasiada presión.

4. Para unas mejillas firmes

Coloque los dedos índice en el rabillo de los ojos y los pulgares bajo las mejillas y presione ligeramente. Trate de esbozar una amplia sonrisa. Note cómo se esfuerzan los músculos de las mejillas. Repita este ejercicio diez veces.

5. Arrugas junto a los labios

Presione las comisuras de los labios con los dedos corazón. Comprima con fuerza los labios diez veces.

6. Arrugas del cuello

Tire del labio inferior con fuerza hacia abajo, como si le repugnara algo. Al realizar este ejercicio deben marcarse claramente los músculos del cuello. Repita este ejercicio quince veces.

La gimnasia facial le llevará muy poco tiempo cada día. Si la practica regularmente, podrá beneficiarse de sus ventajas. Así que el lema en este caso es: poco esfuerzo, pero grandes frutos.

Pequeños cuidados adicionales para pieles maduras

❖ A fin de combatir la intensa queratinización de la piel, puede realizarse un peeling cada dos semanas. Para ello, utilice una crema obtenida de mezclar salvado de almendra o de trigo con un poco de agua, que no sólo eliminará las células muertas, sino que también la nutre gracias a sus componentes grasos. También existe salvado mezclado con arena de mar, pero que sólo puede utilizarse para el peeling corporal, ya que el cutis del rostro es demasiado sensible para un exfoliante de grano tan grueso.

❖ Para las manchas de pigmentación en el rostro y las manos puede emplear una capa de patata cruda rallada. Deje actuar esta masa durante 15 minutos y lávese después las manos con abundante agua caliente.

❖ Para regenerar la piel, resulta aconsejable aplicarse una mascarilla. Mezcle una yema de huevo con una cucharadita de aceite de oliva y otra de zumo de zanahoria recién preparado. Aplique esta pasta sobre la cara, dejando libre la zona de los ojos, y déjela actuar durante 30 minutos. Lávese bien la cara después.

❖ Para los ojos cansados, puede resultar de ayuda unos tapones de algodón impregnados de un preparado de hierbas especial. Aplíqueselos sobre los ojos cerrados durante 10 minutos. Para el preparado, mezcle media cucharadita de cada uno de los siguientes ingredientes: semillas de hinojo, salvia desecada, romero y eufrasia, junto con una pizca de té negro. Caliente la mezcla de hierbas en 1/4 de litro de agua destilada hasta poco antes del punto de ebullición. Deje la mezcla en infusión durante 10 minutos antes de colar el preparado y dejarlo enfriar.

Protección frente a los agentes externos perjudiciales

Nuestra piel es un órgano que desempeña diferentes funciones. Dado que constituye la frontera con nuestro entorno, sus funciones protectoras son muy importantes. Las adversidades que debe resistir la piel durante toda la vida constituyen un gran reto. Es sorprendente y realmente extraordinaria la destreza con que afronta esta tarea en circunstancias normales. No obstante, para ello es necesario que reciba los cuidados apropiados y que no se propicie el aumento de los factores negativos. Es muy fácil abusar de la asombrosa capacidad de regeneración de la piel, pero sería a costa de consecuencias negativas, como trastornos cutáneos y, en el peor de los casos, incluso enfermedades crónicas de la piel. Por este motivo, es importante conocer qué es lo que afecta a la piel en mayor medida y qué posibilidades existen para evitar los elementos que causan sus males o al menos reducirlos de modo que la piel no resulte dañada y pueda conservarse con buen aspecto durante mucho tiempo.

La piel regula el frío y el calor, impide que los rayos ultravioleta penetren hasta las capas internas, conserva el grado de hidratación a pesar de la acción del agua y el jabón, repele sustancias nocivas y combate agentes patógenos.

Una higiene excesiva

Para la mayoría de nosotros el aseo diario es una tarea absolutamente normal. Sin la posibilidad de lavarnos o de liberarnos del polvo, la suciedad y el sudor, al cabo de poco tiempo nos encontraríamos extremadamente incómodos en nuestra piel y nos inquietaría el hecho de ir «regalando con nuestras fragancias personales» a las personas de nuestro entorno. La higiene, tanto personal como a nuestro alrededor, no sólo es importante para evitar la proliferación de agentes patógenos y conservar nuestra salud, sino que también contribuye a nuestro bienestar y constituye la base de una imagen positiva en relación con los demás.

Pero, ¿cuánta higiene es beneficiosa? ¿Es perjudicial ducharse a diario? ¿Con qué frecuencia podemos tomar un baño? ¿Qué jabones o lociones podemos utilizar? Y ¿qué cabe decir de los perfumes, los aerosoles para la higiene íntima y los desodorantes? Nos planteamos una y otra vez éstas y otras preguntas y pocas veces obtenemos una respuesta satisfactoria.

En realidad, no existen reglas válidas para todo el mundo, y el aseo corporal debe adecuarse a las necesidades individuales y a cada situación en particular. A quien por la mañana le guste meterse en la ducha para sacarse el sueño de encima y despabilarse con un buen chorro de agua fría, no necesita renunciar a esta costumbre. Asimismo, después de realizar un esfuerzo físico, tras un caluroso día de verano o una intensa sesión de deporte, no hay nada tan edificante como darse un buen baño estimulante. No obstante, debemos ser conscientes de que, cada vez que la piel entra en contacto con agua y jabón, pierde hidratación, y la capa protectora ácida se debilita. Así, pues, quien se duche o bañe con demasiada frecuencia, corre el peligro de que la piel pierda elasticidad y se reseque.

El jabón elimina de la piel su película natural de lípidos, del mismo modo en que los lavavajillas eliminan los restos de grasa de los platos. Por esta razón, existen jabones de pH neutro o ligeramente ácidos que apenas afectan a la piel y su actividad.

Cómo debe realizarse la limpieza

Si su piel tiende a ser seca, debería ser moderado en este sentido. Lo ideal es una ducha corta una vez al día y evitar el jabón en la medida de lo posible. En lugar de jabones u otros productos para el aseo alcalinos, resultan aconsejables lociones o geles adecuados al pH de la piel aproximado de 5,5 y, por tanto, que no dañan su capa protectora. Algunos productos con aceites especiales para baño pueden incluso aportar a la piel las grasas que pierde cuando se baña o se ducha. Después de cada ducha, apliquese siempre una crema adecuada. Utilice para ello una leche o loción corporal que contenga principios activos hidratantes y nutritivos. Sustancias como la lanolina, la glicerina o la urea tienen la propiedad de fijar el agua y, en consecuencia, pueden retenerla durante más tiempo en la superficie de la piel. Muchos productos de marca para el aseo corporal contienen aceites y lípidos beneficiosos como el aceite de jojoba, la manteca de cacao o la grasa de butirospermo y, además, factores hidratantes como pantenol o vitamina E, que confieren suavidad a la piel y refuerzan su resistencia natural. Los adeptos a la cosmética natural pueden utilizar también aceites vegetales vírgenes, a ser posible, prensados en frío, para la reconstitución de los lípidos de la piel. El aceite de almendras, sésamo y germen de trigo resultan especialmente aconsejables para ello. Con un par de gotas de un aceite esencial como, por ejemplo, de geranio, rosas o vetiver, puede añadirle una nota de fragancia personal. Para los días calurosos, el aceite de coco es especialmente agradable para la piel gracias a su efecto ligeramente refrescante.

Fragancias refrescantes, no sin riesgos

Para muchas personas, los desodorantes y los aerosoles para la higiene íntima también forman parte del aseo personal, sintiéndose más a gusto si llevan la fragancia de un perfume. Los desodorantes se encuentran en una gran variedad de presentaciones: aerosoles, pulverizadores, rollers o barras. Inhiben la sudoración y neutralizan el olor. Además, contienen sustancias como alcohol, perfume y ácido cítrico e incluso algunos incluyen conservantes. En algunas personas sensibles, estas sustancias pueden ocasionar irritaciones o incluso reacciones alérgicas. Por esto es importante comprobar qué desodorante tolera cada uno. Si se produce una irritación de la piel, deberá dejarse de utilizar el desodorante, sobre todo, después de afeitarse o de eliminar el vello de las axilas con una crema depiladora.

Los aerosoles para la higiene íntima también suelen contener alcohol y fragancias que podrían irritar las sensibles mucosas de la región genital. Así, pues, no son aconsejables, y, por lo general, el aseo corporal diario al ducharse, lavarse o tomar un baño resulta suficiente para la higiene íntima.

> *Los desodorantes se componen de diferentes principios activos, por lo que siempre se corre el riesgo de presentar reacciones alérgicas o intolerancias. Dé preferencia a aquellos productos de marca que han sido testados dermatológicamente y que no contengan conservantes ni colorantes.*

Perfumes y el sol, una combinación peligrosa

En verano deben tomar precauciones al utilizar perfumes o colonias, sobre todo, si va a tomar el sol, ya que los componentes de estos productos podrían causar alteraciones en la pigmentación, así como manchas antiestéticas en la piel. Por tanto, si va a la playa o a la piscina, no se ponga ningún perfume hasta la tarde, cuando ya no hace sol.

Productos especiales de limpieza
y para el cuidado de pieles secas y sensibles

❖ Loción para ducha sin espuma: Los dermatólogos de la Clínica Universitaria de Dermatología de Friburgo han desarrollado una nueva loción para ducha especial apropiada para pieles secas, sensibles e irritadas y que evita que la piel se seque. Esta loción patentada no produce espuma, responsable de que se destruya la película protectora de lípidos de la piel. Asimismo, contiene sustancias que restituyen la capacidad de fijación del agua de la piel.

❖ Producto con sustancias naturales y vitaminas: Hay cremas sin aditivos químicos como emulsionantes, estabilizantes, colorantes o fragancias, y están indicadas para el cuidado de la piel en caso de neurodermatitis, acné y psoriasis. Contienen sustancias nutritivas y reconstituyentes como pepino, hamamelis, aceite de jojoba, aceite de soja, propóleos, así como diferentes vitaminas para la piel.

❖ Regulación de la piel: Gracias a la tecnología patentada de la microemulsión, con un aerosol especial las sustancias nutritivas consiguen llegar hasta las capas más profundas de la piel, para allí desplegar su acción regeneradora. Una crema reguladora refuerza este tratamiento, especialmente indicado para pieles secas y sensibles.

Precisamente cuando se tiene una piel sensible, es cuando se necesitan productos para la limpieza y el cuidado de la piel especialmente suaves, hipoalergénicos y no agresivos.

Una alimentación inadecuada

Podemos afirmar, sin exagerar, que la piel es el espejo de nuestra alimentación. «Somos lo que comemos», reza un dicho, y ciertamente esto es válido en relación con nuestro bienestar, rendimiento e imagen. Si el organismo no recibe el aporte de nutrientes que necesita, si las células no pueden disponer de las fuentes de energía, vitaminas, minerales y oligoelementos que precisa, la piel también acaba acusando déficits. Se vuelve pálida, adquiere un aspecto cansado, pierde vitalidad y elasticidad y es más propensa a las alteraciones y las enfermedades.

A menudo pueden apreciarse los hábitos dietéticos inadecuados por el estado de la propia piel. Aquellos que coman demasiadas grasas y dulces, prefieran la carne y el embutido a las hortalizas y la fruta fresca, se decanten por las hamburguesas, las salchichas, las patatas fritas, las bebidas de cola y los refrescos y dejen a un lado las ensaladas, el yogur, el requesón, los productos integrales y los zumos de frutas recién exprimidos, es posible que no note en su estado general nada especial al principio. Sin embargo, estas carencias nutricionales suelen reflejarse pronto en la piel a través de manchas, la proliferación de granos y una repentina tendencia a la sequedad o la grasa con una fuerte secreción de sebo.

> *Con frecuencia, las funciones de la piel se desequilibran cuando confluyen diversos factores perjudiciales que irritan la piel en exceso. Entre éstos no se cuentan sólo agentes externos, sino también factores internos como, por ejemplo, una alimentación pobre en nutrientes o un estado anímico alterado.*

Intestino enfermo, piel enferma

A menudo, el problema comienza de forma asintomática e imperceptible en el intestino, órgano en el que precisamente tiene lugar la asimilación de los nutrientes. Los alimentos se disocian en sus componentes, que pasan a la sangre. Sin embargo, si el intestino se ve sometido a un esfuerzo excesivo de forma constante debido a continuos caprichos alimentarios, no puede llevar a cabo la digestión de forma óptima, con lo que el organismo no obtiene nutrientes en las cantidades que precisa.

De esta forma, es posible que, a pesar de la variada oferta de alimentos y la abundancia en la que vivimos, se produzcan carencias que pueden ponerse de manifiesto de diversas formas y que pueden identificarse desde el exterior por el deterioro del aspecto de la piel. Así, una piel hipersensible que tiende a tener erupciones y prurito podría sugerir que se padece de atonía intestinal crónica y estreñimiento; una piel muy seca con manchas podría apuntar a un déficit de ácidos grasos esenciales y vitamina E; y tras una piel inflamada en la que no se acaban de curar bien las heridas podría esconderse una falta de vitaminas A, B_6, C y el oligoelemento cinc.

Nunca es demasiado tarde

Si se decide a purgar por completo su castigado intestino, adoptar una alimentación basada en una dieta rica en vitaminas y minerales con alimentos frescos y, además, oxigena suficientemente su piel y le proporciona los cuidados adecuados, seguro que experimentará un cambio extraordinario. Su piel se transformará por completo, su tez, antes pálida, con manchas y un aspecto abandonado, ahora brillará radiante, fresca, suave y con un tono rosado. Por tanto, no dude en revisar detenidamente sus hábitos alimentarios y sustituir los alimentos «enemigos de la piel» por los que son «amigos de la piel».

Un cambio de alimentación aporta resultados inmediatos, sobre todo, si se inicia con una cura de eliminación de toxinas. Para ello puede optar por realizar dos días de ayuno estricto o simplemente seguir una dieta ligera rica en vitaminas. En cualquiera de los dos casos, beba mucha agua e infusiones de hierbas, a fin de eliminar toxinas.

Amigos y enemigos de la piel

Una comilona de vez en cuando en la que se incluyen alimentos del siguiente cuadro no constituye ningún pecado y apenas afectará a su piel. Sin embargo, deberá procurar que estos atracones no se conviertan en una costumbre, puesto que en ese caso sí que podría tener problemas con su piel y necesitar largo tiempo para volver a tener un aspecto sano y radiante. Incluya en su dieta alimentos que contengan gran cantidad de nutrientes, vitaminas, minerales y oligoelementos. Son beneficiosos para su piel, confiriéndole vitalidad, tersura y un aspecto juvenil. Utilice la imaginación y prepare platos variados con estos alimentos.

Tenga en cuenta también el método de cocción de los alimentos, a fin de preservar la máxima cantidad de vitaminas y minerales. Dé preferencia al rehogado y el hervido frente a los fritos y evite cocinar los alimentos durante demasiado tiempo. Antes de preparar las hortalizas y la fruta para su consumo, lávelas bajo el grifo y córtelas en trozos grandes. Si las deja largo rato afuera, en remojo en agua o las recalienta varias veces, estará destruyendo gran cantidad de los nutrientes que contienen. Tómese su tiempo para las comidas y procure comer en un ambiente tranquilo y relajado. De esta forma, su organismo podrá asimilar mejor los alimentos. Con frecuencia, las personas que trabajan suelen descuidar este aspecto en su ajetreo diario.

Alimentos que afectan a la piel

Enemigos de la piel
- ❖ Carne y embutido: carne muy frita, especialmente de cerdo, carne y embutidos grasos, así como productos cárnicos ahumados (jamón, tocino)
- ❖ Pescado ahumado
- ❖ Alimentos muy asados y dorados (por ejemplo, a la parrilla)

- ❖ Sal y especias: platos muy condimentados y salados
- ❖ Productos con aditivos como colorantes y aromatizantes
- ❖ Alimentos en conserva
- ❖ Salsas grasas o con azúcar y condimentos como el ketchup o la mahonesa
- ❖ Comida rápida como hamburguesas, patatas fritas, etc.
- ❖ Productos a base de harina refinada
- ❖ Productos con azúcar como el chocolate, caramelos, helado, repostería
- ❖ Bebidas azucaradas
- ❖ Bebidas y productos con gran cantidad de aditivos químicos

Amigos de la piel
- ❖ Verduras como aguacate, alcachofas, ajo, apio, brécol, cebollas, coliflor, guisantes, patatas, remolacha y zanahorias
- ❖ Ensaladas de hortalizas de hoja (hojas de los canónigos, lechuga, endibias, achicoria, etc.)
- ❖ Hierbas aromáticas frescas como perejil, cebollino, romero, tomillo y albahaca
- ❖ Germinados y brotes
- ❖ Fruta como albaricoques, arándanos, cítricos, frambuesas, fresas, manzana, piña, plátanos, kiwi, melón y zarzamora

Otros alimentos favorables para la piel
- ❖ Leche y productos lácteos
- ❖ Cereales en grano entero
- ❖ Arroz sin descascarillar
- ❖ Frutos secos
- ❖ Pescado fresco
- ❖ Carne de ave (de forma moderada)
- ❖ Carne magra (de forma moderada)
- ❖ Agua mineral e infusiones de hierbas

El sol

El sol nos da energía, despierta nuestro ánimo y estimula nuestro sistema inmunológico. Se es más alegre, más sensato y se tienen más ganas de hacer cosas cuando brilla el sol. Las actividades de deporte, los paseos o las vacaciones en la playa: todo es mucho más agradable si se hace al aire libre bajo un sol radiante.

No obstante, el sol también tiene su lado oscuro –como tantas otras cosas de la vida–. Esto sucede cuando nos exponemos excesivamente a su inmenso poder. Nuestra piel se resiente directamente de los efectos negativos del sol. Especialmente las personas de piel blanca y aquéllas no habituadas al sol son muy sensibles y corren el riesgo de que los potentes rayos ultravioleta del sol les cause problemas.

> *Muchas personas sufren el denominado acné Mallorca o estival. Ello se debe, en muchos casos, a una reacción de hipersensibilidad a las grasas de los productos de protección de la piel junto con una intensa exposición a los rayos solares.*

Los peligrosos rayos ultravioleta

Los rayos ultravioleta son los rayos de onda corta de la luz. Se hallan fuera del espectro visible para el ser humano, afectan al organismo y, en especial, a la piel de forma duradera. Se distingue entre rayos UVA, UVB y UVC. Todos pueden dañar la piel.

◆ Los rayos UVA penetran hasta las capas profundas de la piel, llegando hasta el tejido conjuntivo. Estimulan la formación de pigmento y proporcionan un rápido bronceado, pero también son los responsables de un envejecimiento prematuro de la piel.

◆ Los rayos UVB no penetran hasta las capas más profundas de la piel. Bajo una intensa acción de estos rayos, se produce la típica quemadura solar y daños celulares. Tenga presente que la piel no olvida ni una sola quemadura solar. Aun cuando ésta disponga de un sistema de reconstitución, los daños permanecen y se ven reforzados a cada dosis excesiva de sol. Por este motivo, son tan peligrosas las quemaduras solares que se producen durante la infancia y la adolescencia. Además del riesgo de que la piel envejezca o se desgaste prematuramente, se incrementa de forma significativa la probabilidad de contraer cáncer de piel durante la edad adulta.

♦ Los rayos UVC son especialmente agresivos. Con todo, normalmente no alcanzan la superficie del planeta, puesto que la capa de ozono impide su paso. Sin embargo, un gran problema se cierne sobre nosotros desde hace algunos años: con el crecimiento constante del agujero de la capa de ozono, podríamos quedar expuestos a esta peligrosa radiación en un mayor grado y causarnos lesiones cutáneas.

En el hemisferio sur, las personas están expuestas a los rayos UVC en un grado mucho mayor. Los índices de cáncer de piel, por ejemplo, ratifican este hecho. Ello ha derivado en que hayan cambiado las costumbres drásticamente. Así, por ejemplo, nadie sale al exterior ya sin cubrirse la cabeza con un sombrero.

Rayos que llegan hasta nuestra piel

❖ Los rayos infrarrojos presentan una gran longitud de onda. No se pueden ver, pero su calor sí que es perceptible.

❖ El espectro de luz visible tiene ondas más cortas que los rayos infrarrojos.

❖ El ojo humano no percibe la radiación ultravioleta. Su longitud de onda es considerablemente más corta que las de la luz visible.

Protección solar de la piel

La piel dispone de determinados mecanismos que le protegen de la acción de la luz ultravioleta. Estos mecanismos consisten en un engrosamiento de la capa córnea, así como en la formación de los pigmentos responsables del bronceado. Entre éstos se cuenta la melanina, que se encuentra en diferentes cantidades en función del tipo de piel. Las personas de tez oscura y cabello negro tienen mucho más pigmento que las personas rubias de tez pálida y, por tanto, cuentan con una protección mayor frente al sol. Es por esto que si bien un negro bajo el sol resplandeciente de África es probable que nunca sufra una quemadura solar, un irlandés pelirrojo y pecoso, después de 10 a 20 minutos de estar expuesto al sol, se ponga como una gamba.

Evite las quemaduras solares

A pesar de la amenaza de un cada vez mayor agujero de la capa de ozono y a pesar del elevado riesgo de formación de arrugas y contraer cáncer, existen todavía muchas personas que año tras año se exponen al sol imprudentemente durante horas, a fin de conseguir el ansiado bronceado. En lugar de habituarse al sol de forma progresiva y con moderación, protegiéndose a la sombra primero y con una crema de factor alto, los turistas obsesionados por el bronceado se tuestan al sol de justicia de mediodía en las playas sin protección alguna y se sorprenden luego de sufrir quemaduras solares, presentar manchas en la piel o de que ésta tenga un aspecto deteriorado.

Incluso aquéllos que por experiencia creen tener una piel insensible han podido comprobar durante los últimos años que los rayos del sol cada vez son más agresivos. Así, incluso aquellas personas de tez morena corren el peligro de sufrir quemaduras solares.

Reglas de oro para tomar el sol

Menos es más
Esta consigna del minimalismo también es válida para los baños de sol. Un bronceado adquirido de forma gradual y prudente dura mucho más tiempo y permanece uniforme, debido a que no se han producido quemaduras que arruinen la tez. Por otro lado, un bronceado moderado da una impresión mucho más saludable, deportiva y agradable que una piel oscura quemada por el sol ganada a pulso de imprudencias. Ésta, además, tiene un aspecto curtido y más arrugas: y esto no hace sino parecer más envejecido.

Determinar el tipo de piel
Por estas razones es necesario que identifique primero el tipo de piel que tiene. Para ello, la siguiente tabla le será de ayuda. Si su piel es muy blanca, es pelirrojo o rubio y tiende a tener pecas, debe resignarse al hecho de que prácticamente nunca conseguirá broncearse y que, por el contrario, su piel será muy sensible cuando la exponga al sol. No la maltrate y sea consecuente con su tipo de piel. Broncéese con moderación y uniformemente, recuerde el efecto deshidratante del sol y nútrala en verano con lípidos y agua.

Lenta habituación al sol
Si todavía no ha tomado ningún baño de sol, debe prestar especial atención a la protección de los rayos ultravioleta. Aténgase a los intervalos de exposición al sol indicados en la tabla. Cada día puede añadir alrededor de un 10% más de tiempo.

Los rayos ultravioleta actúan hasta una profundidad de 50 centímetros por debajo de la superficie del agua. Así, también es posible que sufra una quemadura solar al nadar, por lo que no debe permanecer demasiado rato chapoteando sobre la colchoneta o la tabla de surf sin la debida protección. Utilice un producto de protección solar resistente al agua y aplíqueselo de nuevo cuando se seque.

¿Cuál es su tipo de piel?

	Daños celulares	Quemaduras	Bronceado
Tipo I Piel: muy blanca Cabello: pelirrojo Ojos: azules, verdes	Pueden producirse ya al cabo de 5 minutos	Primer enrojecimiento al cabo de 8 minutos	Nunca tiene lugar
Tipo II Piel: blanca Cabello: de rubio a castaño claro Ojos: azules, grises, castaños	Las células pueden sufrir los primeros daños al cabo de 10 minutos	Irritación visible al cabo de 15 minutos	La piel adquiere un lento y leve bronceado
Tipo III Piel: morena clara Cabello: de rubio oscuro a castaño claro Ojos: castaños	Debe contarse con éstos al cabo de 20 minutos	Es probable que se produzcan al cabo de 25 minutos	Rápido y uniforme
Tipo IV Piel: morena Cabello: castaño oscuro Ojos: castaños	Apreciables al cabo de 25 minutos	Al cabo de 40 minutos de exposición a rayos solares intensos	Siempre y sin enro-jecimiento previo

Los datos de esta tabla son válidos para europeos y sin protección solar.

Tenga en cuenta la intensidad de los rayos

En la montaña y los países del sur, el sol tiene mucha fuerza. Por esta razón, deberá adoptar algunas medidas de precaución especiales en estos climas:

♦ Evite el sol del mediodía entre las 11 y las 3 de la tarde.

♦ Lleve la ropa adecuada. Para las personas sensibles, resultan aconsejables las prendas ligeras de algodón de manga larga y pantalones largos. No olvide tampoco ponerse un sombrero o gorra que le proteja la cara y el cuello.

♦ Importante: El agua, la arena y la nieve intensifican la radiación solar como un espejo y aumentan, por tanto, el potencial de riesgo de forma significativa. Al practicar esquí, deberá proteger bien las zonas que no vayan cubiertas por ropa, como la cara y el cuello. Utilice para ello productos de protección solar con un factor alto.

Cuidados especiales para después del sol

Después de un baño de sol, la piel precisa de muchos cuidados. Aplíquese productos especiales que le calmen y refresquen la castigada piel y que al mismo tiempo la hidraten.

Factor de protección solar, ¿qué significa esto?

En todos los productos de protección solar se indica un factor de multiplicación, con el que se puede calcular el tiempo que se puede permanecer al sol tras utilizar el producto, sin que la piel resulte dañada. Un ejemplo: Ha comprado una leche solar de factor ocho. Si su piel es del tipo II, es decir, es de cabello rubio a castaño claro y tiene ojos azules, grises o castaños, puede permanecer al sol sin protección diez minutos como máximo sin correr el riesgo de sufrir daños. Pero si se unta con la leche solar de factor ocho, podrá permanecer al sol ocho veces este tiempo, es decir, alrededor de una hora y 20 minutos. Calcule un pequeño margen de seguridad y deje de tomar el sol tras una hora, aproximadamente. Resguárdese a la sombra o escoja de entrada un factor de protección solar más alto.

Los productos de factor 25 en adelante se consideran bloqueadores solares. Contrarrestan eficazmente la acción de los rayos del sol. No obstante, esto no quiere decir que pueda permanecer al sol sin límite de tiempo.

¿Qué son las sustancias de protección solar?

Algunos minerales, como el óxido de cinc o el dióxido de titanio, pueden protegernos de los rayos del sol. Mediante unos procedimientos especiales se pulverizan los minerales hasta obtener partículas muy finas, que se añaden a la sustancia base de los productos de protección solar (grasas, agua, sustancias nutritivas e hidratantes). Al aplicar estos productos, estos minerales en forma de pequeños gránulos se depositan sobre la piel formando un escudo de protección homogéneo. Gracias a las propiedades especiales de su superficie, las partículas de los minerales son capaces de reflejar los rayos ultravioleta que incidan sobre la piel. De este modo, estos rayos no alcanzan las capas cutáneas profundas, puesto que la protección los rechaza en la misma superficie.

Broncearse también sin sol

Autobronceadores

Si desea conseguir un suave bronceado, pero no quiere exponerse a pleno sol, tiene dos posibilidades: los autobronceadores y el solárium. Existen autobronceadores de diferentes fabricantes. Además de nutrientes e hidratantes, contienen dihidroxiacetona, una sustancia que se combina con las proteínas naturales de nuestra piel. Los indicios externos de esta combinación es un ligero bronceado de la piel. Éste afecta únicamente a la capa córnea superior, no es perjudicial en absoluto y no constituye ningún peligro. No obstante, este bronceado artificial no puede compararse al derivado de la exposición a los rayos ultravioleta. El verdadero bronceado siempre actuará como una fotoprotección, es decir, protegiendo contra los rayos solares. El bronceado obtenido mediante un autobronceador no protege del sol. Por tanto, aun cuando ya esté bronceado con un autobronceador, necesitará ponerse un producto de protección solar si decide tomar el sol, ya que, de lo contrario, podría quemarse.

Las desventajas de este bronceado artificial son el olor un tanto desagradable que se desprende como consecuencia de la reacción química en la piel, las manchas que puedan derivarse de una aplicación no homogénea del producto y el tono amarillento que adquiere la tez si se utiliza en repetidas ocasiones.

Consejos para la aplicación de autobronceadores

❖ Lávese bien la piel y elimine los restos de crema y grasa. En las zonas más grasas de la piel, el autobronceador se absorbe peor, con lo que podrían producirse manchas.

❖ Aplíquese una capa muy fina de autobronceador en las arrugas y los hoyuelos de la cara –como, por ejemplo, las aletas nasales–, ya que, de lo contrario, estas zonas adquirirían un aspecto más oscuro que el resto, lo que no daría un aspecto de bronceado, sino de un maquillaje desigual.

❖ Allí donde haya vello o pelo, como en las cejas o donde comienza el cabello, es posible que se absorba más autobronceador, con lo que la piel se oscurecería en mayor medida. Aplique este producto, pues, con moderación en estas zonas. Como precaución, pase un cepillito a las cejas, a fin de retirar el exceso de autobronceador.

❖ Después de aplicar el autobronceador, lávese bien la palma de las manos, si no, también adquirirán un tono oscuro. Según el producto, son necesarias algunas horas hasta que pueda apreciarse el bronceado.

❖ El bronceado artificial no dura tanto tiempo como el natural. Según la frecuencia con que se duche o bañe, es posible que sólo dure algunos días. Una vez se ha ido, puede volver a aplicárselo sin riesgo alguno.

*Para obtener un suave bronceado, lo ideal es ha-
cerlo a la sombra, donde la tez adquiere un tono bo-
nito y uniforme. A pesar de estar a la sombra, la piel
todavía recibe el 65% de los rayos ultravioleta.*

Solárium

Si bien los autobronceadores no afectan a la piel y no representan
ningún peligro para la salud, no siempre puede decirse lo mismo de
los soláriums. Este dispositivo irradia rayos ultravioleta bronceado-
res. Filtran los rayos UVB, que son los que producen quemaduras
solares, y dejan pasar los rayos UVA, responsables del bronceado.
Además de permitir adquirir el tono de bronceado perseguido, esta
radiación tiene otros efectos no tan deseados. Como ya hemos mencionado anteriormente, este tipo de radiación penetra hasta las capas más profundas de la piel, con lo que el tejido conjuntivo puede
resultar dañado. Entre sus posibles consecuencias cabe destacar un
envejecimiento prematuro, pérdida de elasticidad, así como celulitis. Otros estudios han demostrado que acudir al solárium con demasiada frecuencia estresa el sistema inmunológico, pudiendo debili-
tarlo. El solárium resulta indicado si desea preparar la piel de cara a
las vacaciones. A diferencia de los autobronceadores, el bronceado
de solárium sí que genera una fotoprotección, una capa que protege
la piel del sol hasta cierto punto.

*En el solárium protéjase los ojos mediante unas ga-
fas especiales. La delicada piel de los párpados no
es suficiente para proteger a los ojos de esta peligrosa radiación.*

Unas ocho semanas antes del inicio de las vacaciones, puede
comenzar a preparar la piel. Empiece yendo al solárium una vez a la
semana. Tras la cuarta vez, ya puede ir dos veces por semana. De
esta forma, su piel ya habrá generado la protección natural sufi-

ciente para enfrentarse al «shock solar» durante los primeros días vacacionales.

Sustancias nocivas medioambientales

Nuestro organismo se encuentra expuesto a un sinfín de sustancias tóxicas a diario. Estas sustancias actúan sobre nuestro cuerpo tanto desde el exterior como desde el interior. Puede tratarse, por ejemplo, de determinadas sustancias de los detergentes que entran en contacto con la piel a través de la ropa o bien de gases industriales o de los tubos de escape que llegan hasta nosotros a través del aire que respiramos o los alimentos. La piel, como órgano especialmente sensible, suele ser la primera en reaccionar a estos tipos de contaminación. Deja de tener un aspecto saludable y resplandeciente, pierde elasticidad y suavidad y es más propensa a problemas como granos, irritaciones y poros más grandes.

¿A qué se debe todo esto? Las sustancias nocivas de nuestro entorno y los alimentos afectan a los complejos procesos metabólicos del organismo, bloqueando moléculas de energía, dificultando la irrigación e incluso destruyendo células de forma prematura. En todo ello, los radicales libres desempeñan un papel esencial. Estas sustancias son moléculas especialmente agresivas, que se reproducen bajo la acción de factores perjudiciales (véase página 94 y ss.).

Sustancias muy perjudiciales para la piel

La nicotina

De todos es conocido que fumar daña los vasos sanguíneos e incrementa notablemente el riesgo de contraer enfermedades cardiovasculares y de sufrir infarto de miocardio. Sin embargo, pocos recuerdan que son los vasos sanguíneos más pequeños, los capilares, los primeros en resultar afectados por este deterioro. En estas minúsculas vías terminales tiene lugar el intercambio vital de oxígeno y nutrientes entre la sangre y las células. Las células de la piel no son una excepción. Debido a la nicotina, pero también a muchas otras sustancias presentes en el humo, se estrechan los capilares, y las paredes de los vasos sanguíneos resultan dañadas. Como consecuencia de ello, la sangre llega a la piel en menor cantidad, se reduce el aporte de nutrientes, y la capacidad de regeneración de las células se ve disminuida. La piel tiene un aspecto pálido, el rostro y el cuello muestran una tez grisácea, y las arrugas se forman de forma prematura.

Alcohol

Un vasito de vez en cuando no hace daño. Este argumento se justifica especialmente cuando de vino se trata. Unos estudios de investigación han demostrado que el consumo moderado de vino blanco o tinto es más bien beneficioso que perjudicial para la salud. El vino tiene un efecto depurativo, los taninos eliminan las sustancias depositadas en las paredes de los vasos sanguíneos, la irrigación se mejora, y la piel tiene un aspecto más saludable y joven. Sin embargo, todo esto se convierte en lo contrario con extrema rapidez, si en lugar de un vasito se toman varios. El exceso de alcohol, pero, sobre todo, el consumo de aguardientes y licores, que presentan un elevado grado, daña la piel de forma visible. Los capilares más pequeños pueden reventar, los poros se vuelven grandes, la piel adquiere un aspecto graso y descuidado. Además, la alteración de la irrigación deriva en retención de líquidos, denominados edemas, lo que confiere un aspecto hinchado al rostro.

Evidentemente, sólo Ud. puede evitar los efectos negativos de la nicotina o el alcohol. En su mano está someter o no su piel a estas sustancias nocivas.

Gases industriales y de escape

La concentración de sustancias tóxicas en el aire que respiramos se ha incrementado velozmente durante este siglo. Las emisiones de la industria, el tráfico cada vez mayor, especialmente en las áreas más densamente pobladas, así como la contaminación de queroseno por el tráfico aéreo son los principales responsables. Además de sustancias como el dióxido de azufre y el monóxido de carbono, muchos otros gases y partículas en suspensión perjudiciales llegan hasta los pulmones y la circulación a través de la respiración, pero también pueden provocar irritaciones en la piel. Si bien la piel dispone de un mecanismo de defensa propio que le permite protegerse hasta cierto punto de estas sustancias nocivas, si éstas afectan al organismo en gran medida o confluyen diversos factores, a la larga este sistema de protección se ve sobrecargado y se producen trastornos y problemas.

A veces es imposible luchar contra determinados factores de contaminación externos. Si, por ejemplo, debido a su lugar de trabajo debe vivir en una zona industrial con una alta contaminación atmosférica, con gran probabilidad estará expuesto a sustancias tóxicas en mayor medida que si viviera en el campo rodeado de verde. En cambio, en otras zonas puede tratar de contrarrestar la contaminación.

Sustancias tóxicas presentes en los alimentos

Con nuestros alimentos y el agua también ingerimos más sustancias nocivas que hace un par de siglos. Mientras que antaño normalmente se tomaban alimentos naturales y el abastecimiento procedía de productos de la agricultura local, hoy en día existe una amplia variedad de productos de importación, así como de comida preparada. Este comercio de alimentos internacional y la tendencia a comprar productos congelados y en conserva ha comportado que los alimentos deban someterse a un procesamiento radical. Los productos se conservan para que puedan resistir los largos transportes, se destruyen los gérmenes y los parásitos, y se añaden aromatizantes, colorantes y potenciadores del sabor. Otro factor a tener en cuenta es la alta contaminación del agua y los suelos en algunos casos con sustancias tóxicas como metales pesados y pesticidas. A pesar de que las disposiciones legales respecto al empleo de pesticidas se aplican rigurosamente, como consumidores nunca podemos estar seguros por completo. Con frecuencia, los productos exportados han sido tratados con una cantidad de pesticidas mucho mayor, debido a que las disposiciones locales no se corresponden con las directivas de la UE.

Nuestra piel también se resiente por el aumento de sustancias tóxicas en nuestros alimentos. Ello se refleja en el incremento drástico de las alergias cutáneas. Y aun cuando no se produzcan reacciones alérgicas, estas sustancias nocivas afectan a la piel cuando el organismo trata de librarse de ellas, excretándolas a través de la piel.

Residuos de detergentes

Los detergentes y los suavizantes contienen un gran número de sustancias químicas como agentes tensioactivos, blanqueadores y aromas. El problema es que estas sustancias permanecen durante largo tiempo en los tejidos y, por tanto, en continuo contacto con la piel. Ello puede provocar que la piel se seque y se debilite su resistencia, pudiendo incluso provocar reacciones alérgicas.

Estrés psicosocial

Esta situación anímica influye directamente en el aspecto y el estado momentáneo de la piel. La piel también es el espejo del alma, podríamos afirmar. Sin embargo, no debemos caer en la trampa de creer que podría decirse lo mismo en el sentido contrario, es decir, que aquellos que tengan una piel con granos o alteraciones también tienen, en sentido figurado, manchas en el alma. Estos argumentos y otros similares son meros prejuicios del todo infundados.

Con frecuencia, la causa de los trastornos de la piel radica, entre otros factores, en problemas anímicos y el desequilibrio emocional. La piel es muy sensible al estado psíquico de la persona. Así, la piel adquiere un aspecto más bien pálido cuando se está afligido y, bajo los efectos del estrés y la acumulación de trabajo, aparecen manchas rojas y un brillo especial. En cambio, hemos podido comprobar que aquellas personas equilibradas y felices consigo mismas gozan de una piel radiante sin ningún tipo de problema.

En la cresta de las sensaciones

La piel no sólo refleja la disposición anímica general. También reacciona en cuestión de fracciones de segundo cuando la psique experimenta brevemente determinados estímulos. Así, enrojecemos de alegría o vergüenza y palidecemos de miedo. La piel no puede mentir y depende de la psique como ningún otro órgano. A toda reacción de estrés, la piel reacciona con cambios de tensión mínimas, que son susceptibles de medición.

Las situaciones de estrés más habituales se derivan de las grandes cargas que a veces debemos soportar en el trabajo o en la esfera privada. Una discusión con la pareja, un hijo enfermo, el divorcio, la muerte, preocupaciones económicas, demasiadas exigencias en el trabajo y diferencias con los compañeros son problemas que nos pueden afectar alguna vez a todos. Cuando nuestros pensamientos no paran de darle vueltas a estos problemas durante la noche, la psique se encuentra bajo un gran estrés negativo.

Los científicos supieron sacar partido de la sensibilidad de la piel, al idear el detector de mentiras. Este aparato detecta los mínimos cambios en la tensión y la humedad de la piel de un sospechoso durante el interrogatorio. Si alguien miente, ello representa un gran estrés para su psique. La piel lo refleja a través de las citadas alteraciones de forma asombrosamente fiable.

La relación entre la psique y la piel

¿Cómo podemos explicar que lo que nos afecta anímicamente se refleje en nuestra piel? La respuesta radica en los nervios. El sistema nervioso se compone de diferentes especializaciones: el sistema nervioso central, el sistema nervioso periférico (voluntario) y el sistema nervioso vegetativo (involuntario). En el sistema nervioso periférico existen dos tipos de nervios que colaboran estrechamente, complementando sus funciones. Por un lado, se encuentran los nervios motores, que transmiten impulsos motores a los músculos. Podemos controlarlos a nivel consciente y obedecen a nuestra voluntad. Así, por ejemplo, cuando queremos contraer el abdomen, este deseo es transmitido por los nervios motores a los músculos correspondientes. Por otro lado, se encuentran los nervios denominados sensibles. Como ya indica su nombre, están relacionados con la sensibilidad, es decir, con la percepción sensorial. Transmiten al cerebro sensaciones como frío, calor, dolor, humedad y roces de todo tipo. Si, por ejemplo, tocamos la plancha encendida, los nervios sensibles transmiten este estímulo al cerebro, que reacciona en este lugar. Los nervios motores y sensibles se encuentran así en una interacción constante: mientras que unos transmiten mensajes, otros se encargan de producir la reacción correspondiente.

> *Una piel cuidada también se muestra resplandeciente cuando sonríe. De esta forma, se entrenan además los músculos de la cara.*

Procesos de regulación complejos

El sistema nervioso vegetativo se encarga de controlar todas las funciones involuntarias del organismo, es decir, del funcionamiento de órganos como el corazón, los riñones, el estómago, los pulmones, las glándulas, etc. Regula la tensión arterial y es responsable de la sudoración. Todos estos procesos no dependen de nuestra voluntad. No podemos obligar a nuestro estómago, por ejemplo, que se tome un descanso y deje de realizar la digestión. Tampoco podemos influir en la actividad de los riñones. El sistema nervioso vegetativo se compone de dos divisiones: el simpático y el parasimpático. Podríamos comparar de manera simplificada su funcionamiento al del acelerador y el freno, puesto que mantienen las funciones de los órganos, alternándose según unos principios parecidos. Por tanto, si el simpático recibe un estímulo, el corazón comienza a latir más rápido; si, en cambio, late más despacio es porque ha intervenido el parasimpático.

Normalmente, estas dos divisiones del sistema nervioso trabajan conjuntamente de forma muy compenetrada, frenando o activando las funciones fisiológicas según sea necesario. No obstante, el equilibrio existente entre ambas divisiones complementarias puede resultar alterada por estímulos externos, especialmente los que se deben al estrés psicosocial o emocional. Como consecuencia de ello, el sistema nervioso vegetativo deja de funcionar correctamente. La actividad excesiva o deficiente de determinados órganos puede derivar en hipertensión arterial, problemas intestinales, etc.

Secuelas visibles en la piel

La piel también sufre las consecuencias de los trastornos del sistema vegetativo. Aparte de alteraciones a corto plazo, podría sufrir cambios drásticos. Así, una piel ligeramente seca podría volverse sensible, también propensa a las alergias. En otro caso tal vez una piel equilibrada se vuelve seca e incluso presenta descamación. Otra posibilidad sería que, debido al estrés psicosocial, las glándulas sebáceas de la piel comenzaran a trabajar en exceso y se formaran comedones. En todos estos casos pueden producirse diversas variaciones.

Los psicólogos han descubierto que no sólo el estado anímico influye en la expresión de la cara, sino que esto también sucede a la inversa. Una sonrisa también le proporciona optimismo y equilibrio interior.

Enfermedades de la piel debido al estrés psicosocial

El estrés psicosocial también puede propiciar el desarrollo de enfermedades de la piel. Además de los trastornos del sistema nervioso vegetativo, el sistema inmunológico también desempeña un papel clave. Se ha comprobado que las defensas del organismo se comportan de forma distinta bajo estrés. Generan un menor número de inmunocitos y reaccionan más lentamente. En estas circunstancias, los agentes patógenos lo tienen más fácil, y para la piel, ello se puede traducir en irritaciones o la proliferación de hongos. El estrés psicosocial puede causar verdaderos estragos si ya existen trastornos o enfermedades de la piel.

El círculo vicioso del principio causa-efecto

La neurodermatitis y la psoriasis, por ejemplo, dependen en gran medida del equilibrio anímico del enfermo. La aflicción, el miedo, la ira y otros muchos sentimientos negativos pueden agravar notablemente los trastornos de la piel. Para los enfermos comienza entonces un verdadero círculo vicioso, que va debilitando cada vez más el cuerpo y la psique. Cuanto peor sea el cuadro de la enfermedad, más afectada se verá la psique. Todos los enfermos de psoriasis saben, por ejemplo, lo desgraciado que uno se siente al comprobar con un nuevo brote de la enfermedad cómo aumentan cada vez más las zonas de piel cubiertas de placas escamosas, y lo desagradable que resulta que otras personas se den cuenta de estas escamas en la ropa, la silla, la mesa, etc.

Los que padecen de neurodermatitis también saben lo que es la desesperación. Los picores no les dejan dormir y van consumiendo sus nervios. Como pueden, tratan de ocultar de los demás las zonas inflamadas y las costras. Esto representa para ellos un estrés psíquico continuo. Este gran peso sobre su ánimo, a su vez, puede empeorar la enfermedad. Por esta razón, las terapias actuales de estas enfermedades de la piel se centran en reforzar y apoyar la psique.

El tratamiento de las enfermedades de la piel de origen psicosomático suele requerir mucha paciencia y la más firme de las voluntades para trabajar con uno mismo. Esta terapia comprendería tareas como el cuestionamiento de las circunstancias personales y las pautas de comportamiento.

No debe infravalorarse el estrés psicosocial. Ante un problema o una enfermedad de la piel, siempre deberá considerarse la posibilidad de que en su desarrollo hayan intervenido factores psíquicos. Hoy en día se ha vuelto muy difícil evitar el estrés. Pero a menudo uno mismo tiene la culpa de cargarse con demasiadas responsabilidades o de eludir los conflictos con los demás tragándose su propio malestar. Cuando realmente no es posible evitar el estrés psíquico, se puede aprender a afrontarlo mejor y procurar compensarlo relajándose de la forma adecuada (véase página 164 y ss.).

La piel indica si uno se ocupa suficientemente de uno mismo y no sólo del cuerpo, sino también de su bienestar psíquico. Por este motivo, no pueden considerarse los trastornos como un problema independiente, sino en relación con nuestro estado de ánimo.

Radicales libres, destructores de células

Hace unos pocos años nadie podía imaginarse lo que significaba el concepto de «radicales libres». Pero con el creciente interés por la investigación en torno a la biología celular y de los micronutrientes, vocablos como radicales, neutralizadores de radicales y antioxidantes no tardaron en convertirse en términos de moda de los medios que trataban temas sobre la salud. Los radicales libres, también denominados oxidantes, no son nada menos que componentes de moléculas presentes en nuestro organismo como, por ejemplo, el oxígeno, que se han vuelto especialmente reactivos debido a influencias externas.

Incluso pueden causar mutaciones

Esto significa en concreto que siempre se encuentran buscando otras sustancias químicas con las que puedan combinarse, como, por ejemplo, los componentes de los lípidos de las paredes celulares. Los radicales libres muestran una afinidad especial hacia estas moléculas de las membranas. Si se acoplan a los componentes de los lípidos, se produce una fuerte reacción bioquímica. Los elementos que forman parte de la membrana se desgarran y las paredes celulares quedan dañadas.

No obstante, no suelen conformarse con esto. Su fuerza destructora a veces puede penetrar hasta el núcleo celular, donde se encuentran los genes. Los radicales libres, en grandes cantidades, son capaces de alterar la información genética y, por tanto, de causar mutaciones celulares e incluso cáncer.

El sistema inmunológico, al borde de su capacidad

Normalmente el organismo se halla bien armado frente al ataque de los radicales libres. De su protección se encarga un sistema de defensas especial, constituido por la combinación de moléculas muy activas capaces de capturar los agresores. Por esta razón, a estas moléculas también se les llama «neutralizadores» o «capturadores» de radicales. Si por el organismo circulan suficientes neutralizadores de radicales o antioxidantes, los radicales libres apenas tendrán ocasión de dañar a las células, puesto que serán apresados de inmediato y eliminados como metabolitos a través del hígado y los riñones.

Causas que favorecen la formación de radicales libres

- ❖ Nicotina
- ❖ Radiación cósmica (por ejemplo, luz solar)
- ❖ Rayos X
- ❖ Metales pesados (por ejemplo, plomo, mercurio y cadmio)
- ❖ Sustancias tóxicas atmosféricas (por ejemplo, ozono, óxidos de nitrógeno, benceno)
- ❖ Principios activos de medicamentos y fármacos
- ❖ Conservantes (por ejemplo, nitrato sódico en embutidos)
- ❖ Derivados de aldehído (por ejemplo, en disolventes, pinturas, lacas, pegamentos)
- ❖ Pesticidas (por ejemplo, dioxina)
- ❖ Fertilizantes (por ejemplo, nitratos y fósforo)
- ❖ Estrés emocional
- ❖ Exceso de deporte

Sin embargo, si aumenta el número de oxidantes o el organismo no cuenta con el suficiente número de moléculas neutralizadoras de radicales, las células corren un grave peligro. Muchas de ellas estarán condenadas a la muerte. El resto que consiga sobrevivir no puede regenerarse suficientemente rápido y envejece de forma prematura. En la piel estos procesos se ponen de manifiesto más vivamente. Una formación prematura de arrugas o una piel fláccida de aspecto cansado son los indicios visibles de la acción de los radicales libres.

Un aporte suficiente de antioxidantes es la mejor medida que podemos tomar frente a los radicales libres. Asimismo, también existen otras opciones para evitar de antemano su formación.

> *En caso de padecer un gran estrés emocional se forman más radicales libres. Esto podría explicar la relación entre el estrés y el cáncer. El entrenamiento físico excesivo, que lleva al cuerpo al borde de la extenuación, también provoca la formación de oxidantes.*

Los antioxidantes, protección celular

Únicamente cuando el organismo cuenta con las suficientes defensas frente a los radicales libres puede evitarse que dañen a las células, destruyan las membranas o incluso alteren el material genético en el núcleo celular. Entre las sustancias capaces de frenar el poder destructor de los oxidantes se encuentra una gran variedad de moléculas como determinados aminoácidos (constituyentes de las proteínas), vitaminas y oligoelementos.

En algunos casos el propio organismo puede sintetizar estas sustancias protectoras; no obstante, la mayor parte de éstas proceden de los alimentos. Todas estas sustancias colaboran estrechamente, por decirlo de alguna manera, tiran de una misma cuerda en la defensa frente a los radicales libres. No puede faltar ningún componente, ya que, de lo contrario, se produce un vacío en la cooperación, y los procesos dejan de transcurrir sin trabas.

Betacaroteno

El betacaroteno es un estadio precursor de la vitamina A. Pertenece al grupo de vitaminas liposolubles, lo que significa que es necesario ingerir al mismo tiempo una cantidad mínima de grasa con este tipo de vitaminas, puesto que sólo con ayuda de la grasa el organismo es capaz de disociar estas vitaminas de modo que puede asimilarlas. El betacaroteno constituye tan sólo una sustancia más de toda una serie de más de 400 carotenoides naturales. Estas sustancias se encuentran principalmente en las hortalizas y en la fruta, especialmente en las zanahorias. También las espinacas, la remolacha, el brécol y la col verde presentan gran cantidad de esta provitamina.

> *Cuanto más fresca sea la verdura, más betacaroteno contendrá. Las hortalizas congeladas todavía cuentan con un buen contenido en estas sustancias, mientras que los productos en conserva, en cambio, apenas tienen ya betacaroteno.*

Funciones especiales del betacaroteno en el organismo
El betacaroteno desempeña determinadas funciones en el sistema de defensas. Favorece la formación de determinados inmunocitos como las células T. Despliegan su poder inmunológico sobre todo en la piel y las mucosas. También se afirma que el betacaroteno es, en cierta medida, capaz de absorber los rayos ultravioleta que inciden sobre la piel, actuando como un factor de protección solar interno, que neutraliza parte de la acción nociva de la luz solar.

Vitamina C

La vitamina C es la más conocida de las vitaminas, y seguramente todo el mundo sabe que refuerza las defensas del organismo. La vitamina C es hidrosoluble, lo que significa que se asimila en el organismo independientemente del resto de componentes de los alimentos. Los cítricos, como la naranja o el pomelo, pero también las cerezas, las fresas, las patatas, el brécol y la coliflor contienen gran cantidad de vitamina C.

Funciones especiales de la vitamina C en el organismo

Al igual que el betacaroteno, la vitamina C también resulta necesaria para la formación de las denominadas células T. Además, estimula la actividad de los macrófagos, células devoradoras del sistema inmunológico que identifican sustancias extrañas en el organismo, como los agentes patógenos, y las destruyen directamente engulléndolas. La vitamina C refuerza asimismo la acción antioxidante de la vitamina E.

> *Además de su acción antioxidante, la vitamina C es asimismo importante para la estabilidad de las paredes de los vasos sanguíneos, lo que, a su vez, también redunda en beneficio de la piel.*

Vitamina E

En los últimos años, la vitamina E ha conseguido cierta notoriedad gracias a su acción protectora frente al envejecimiento. Al igual que el betacaroteno, la vitamina E es una sustancia liposoluble. Se halla presente en un gran número de aceites vegetales de calidad superior (aceite de germen de trigo, avellana, germen de maíz, girasol y almendra).

La vitamina E recibe el nombre de tocoferol en medicina. En la naturaleza se encuentra en numerosos compuestos, cuyo nombre se formula mediante diferentes letras griegas. La forma más activa biológicamente es el alfatocoferol, ya que dispone de una notable acción antioxidante.

> *Al cocinar se pierde hasta un 55 % de vitamina E. Por esta razón, es poco inteligente utilizar aceites de calidad superior para freír.*

Funciones especiales de la vitamina E en el organismo
La vitamina E hace la sangre más líquida, reduciendo de forma natural el riesgo de sufrir trombosis (formación de un coágulo que podría provocar infarto de miocardio). Por otro lado, la vitamina E incrementa la irrigación, oxigenando el corazón en un mayor grado e interviene en la formación de los glóbulos rojos de la sangre.

Selenio

Al igual que el cinc, el cobre, el yodo, el hierro y el manganeso, el selenio pertenece al grupo de los oligoelementos. Estas sustancias reciben este nombre debido a que se encuentran presentes en el organismo en cantidades ínfimas de unos pocos microgramos. A pesar de ello, desempeñan funciones muy importantes y son indispensables para el metabolismo. Antaño nuestros alimentos diarios contenían selenio en cantidades suficientes, puesto que este oligoelemento todavía se hallaba en abundancia en la tierra de labranza y así pasaba a los cereales. Hoy los terrenos agrícolas apenas contienen selenio debido al abono excesivo y los cultivos intensivos. Entre los alimentos ricos en selenio cabe citar el marisco, pero también las cebollas y el ajo.

Las hortalizas, el arroz y los batidos son alimentos ricos en selenio. El organismo apenas puede asimilar el selenio de los productos cárnicos.

Funciones especiales del selenio en el organismo
El selenio también desempeña un papel clave en un gran número de procesos de defensa del organismo. Se le atribuye una función de protección indirecta de las células frente a sustancias tóxicas medioambientales como los metales pesados. El selenio es un componente de una importante enzima que se encuentra en el interior de las células.

Coenzima Q_{10}

Las enzimas constituyen importantes catalizadores del metabolismo. Esto significa que estas sustancias ponen en marcha o aceleran determinados procesos bioquímicos del organismo. No obstante, las enzimas sólo pueden entrar en acción si disponen de los compañeros de juego adecuados, como, por ejemplo, las coenzimas. Entre estas sustancias se halla la coenzima Q_{10}, que fue descubierta hace pocos años y todavía no se ha investigado todo acerca de su ámbito de acción. La coenzima Q_{10} se encuentra sobre todo en los lípidos con ácidos grasos poliinsaturados. A diferencia de los ácidos grasos saturados, presentes principalmente en alimentos de grasa animal como la mantequilla o la manteca de cerdo, los ácidos grasos insaturados presentan una estructura que permite que el organismo pueda asimilarlos de forma óptima para el metabolismo energético. Los aceites poliinsaturados se encuentran en abundancia en los aceites de germen de cereales.

Funciones especiales de la coenzima Q_{10} en el organismo

La coenzima Q_{10} actúa intensamente en el metabolismo de las vitaminas, favoreciendo, sobre todo, la transformación de la vitamina E en su forma activa. Asimismo, este micronutriente protege el corazón en gran medida. La coenzima Q_{10} puede prevenir enfermedades coronarias y, de este modo, también el infarto de miocardio.

Neutralizadores de radicales para el cuerpo

Si sigue una dieta variada y equilibrada, en la que incluye gran cantidad de hortalizas y frutas frescas, el organismo recibirá un buen aporte de antioxidantes de forma natural. No obstante, existen algunas situaciones que suponen un gran estrés para el cuerpo. En estos casos, el equilibrio entre radicales y neutralizadores de radicales se va al traste, y los oxidantes pueden comenzar con su proceso de destrucción. Esto sucede cuando nos afectan circunstancias que prácticamente todos hemos vivido durante un tiempo o incluso de forma permanente: estrés, tristeza, preocupaciones, entrenamiento físico

Lo que le protege de los radicales libres

Alimentos
- ❖ Frutas: cítricos, escaramujo, espino amarillo, fresas, kiwi, aguacate y albaricoques
- ❖ Hortalizas: pimiento, col, brécol, hojas de los canónigos, espinacas, zanahorias, patatas, espárragos, puerro, cebollas y ajo
- ❖ Legumbres
- ❖ Cereales: avena, trigo, centeno, arroz integral, escanda verde, mijo, trigo sarraceno y productos de soja
- ❖ Hierbas aromáticas: perejil y ortiga
- ❖ Carne: hígado y otras vísceras
- ❖ Pescado: sobre todo, pescado de mar y marisco
- ❖ Huevos
- ❖ Aceites y grasas: aceite de cártamo, germen de cereales, linaza, oliva, frutos secos y margarina vegetal no hidrogenada
- ❖ Leche y productos lácteos

Cuidados del cuerpo
- ❖ Crema solar de alto factor de protección solar
- ❖ Masajes con aceite de sésamo y germen de trigo
- ❖ Crema para la cara con vitamina E

Otras medidas que puede tomar
- ❖ Abstenerse de fumar y tomar bebidas alcohólicas y evitar los espacios llenos de humo
- ❖ No exponerse al sol sin la debida protección durante largo rato
- ❖ Cancelar las actividades deportivas en los días con una alta contaminación de ozono
- ❖ Procurar llevar una vida equilibrada y seguir una dieta variada

excesivo, falta de horas de sueño, embarazo, alcoholismo, tabaquismo, ingesta de medicamentos y, en las mujeres, métodos anticonceptivos hormonales como la píldora. En estos casos puede resultar indicado tomar un suplemento nutricional que aporte al organismo las sustancias protectoras de las células en una proporción equilibrada. Consulte esta posibilidad con su médico o farmacéutico.

Los antioxidantes más importantes son:
- ❖ *Betacaroteno*
- ❖ *Vitamina C*
- ❖ *Vitamina E*
- ❖ *Selenio*
- ❖ *Coenzima Q_{10}*

El organismo asimila mejor las vitaminas y los oligoelementos procedentes de los alimentos que los de los preparados multivitamínicos artificiales. Por esta razón, tomar comprimidos de vitaminas no puede compensar de ningún modo una alimentación deficiente.

Tratamientos naturales de la piel

La protección y los cuidados de la piel forman parte de un todo. El vigor que necesita nuestra piel para conservarse sana y con un aspecto radiante y juvenil debe impulsarse desde dentro y desde fuera. Cuanto más consciente sea de esto y cuanto más se dedique a la protección interna y externa de la piel, tanto mejores serán sus resultados. Una piel resplandeciente es una piel saludable, y sólo en una piel saludable se encontrará a gusto.

Protección de la piel desde dentro y fuera

La naturaleza dispone de varios remedios que puede aplicar tanto interna como externamente. Un ejemplo lo constituye la versatilidad de las plantas medicinales, cuya acción y posibilidades se tratarán en este capítulo. En una protección de la piel desde dentro también se incluye una alimentación equilibrada con vitaminas y minerales y los suaves métodos de curación holísticos.

Vitaminas, minerales y oligoelementos

Un jardinero que cuida su jardín con amor y cariño dedica mucho tiempo a establecer los parterres, cultivar las plantas a la distancia adecuada, limpiar las hojas secas y conferirle un armonioso aspecto. Sin embargo, si la tierra carece de los nutrientes que los árboles, los arbustos y las flores necesitan para crecer y desarrollarse, este entorno idílico no durará mucho. Las plantas no acaban de crecer del todo o comienzan a enfermar y finalmente a marchitarse.

> *Los mejores cuidados de la piel con los productos más caros no sirven de nada, si no se cuida la piel también desde dentro, es decir, si las células no reciben los nutrientes adecuados. No obstante, una alimentación y un estilo de vida sanos no obtienen los resultados que cabría esperar si la piel tiene un aspecto apagado, debido a continuos lavados, la aplicación insuficiente de productos hidratantes o un exceso de sol.*

Algo parecido sucede en la piel cuando el organismo no recibe el aporte adecuado de nutrientes. Si acusa un déficit de vitaminas, minerales, oligoelementos, enzimas y hormonas, las sustancias que precisa para la regeneración celular, un metabolismo energético saludable y para la protección frente a sustancias tóxicas y radicales libres, ello no se traduce sólo en trastornos de la salud generales, como una disminución en el rendimiento, falta de concentración, tendencia a las infecciones, sino que también se refleja en la piel. Ésta aparecerá con un aspecto pálido, cansado y con tendencia al envejecimiento prematuro.

Sustancias vitales indispensables para una piel sana

Proporciónele a su piel, pues, las sustancias que necesita para mantener la salud y un aspecto radiante. Si procura seguir una alimentación completa y saludable, ya habrá hecho mucho por el aporte de nutrientes, dado que los que son especialmente favorables para la salud se encuentran en abundancia en los alimentos. Dado que en la actualidad nos encontramos expuestos a un sinfín de factores medioambientales negativos, puede suceder que precisemos de una mayor cantidad de sustancias vitales, especialmente en aquellos casos en que la piel se vea afectada por otros problemas como estrés emocional, largas convalecencias, un gran esfuerzo físico, tabaquismo, etc.

Vitaminas

Vitamina A

La vitamina A constituye realmente una vitamina de la belleza, ya que, aparte de las funciones que desempeña en el sistema inmunológico, tiene una importancia vital para la salud y las mucosas. La vitamina A puede combatir agentes patógenos como virus, bacterias y hongos de forma eficaz, favoreciendo funciones clave de las defensas del organismo. Además, la vitamina A refuerza la vista. Esta vitamina se requiere para formar la púrpura visual rodopsina, una sustancia indispensable para procesar los estímulos luminosos. Por cada estímulo luminoso que incide en la retina de nuestros ojos, se consume un gran número de moléculas de rodopsina. Sólo se puede asegurar la reposición de esta sustancia cuando el organismo dispone de suficiente vitamina A para volver a sintetizar la púrpura visual.

Hortalizas y frutas que contienen vitamina A:
- *Zanahorias*
- *Espinacas*
- *Calabaza*
- *Brécol*
- *Col verde*
- *Papaya*
- *Albaricoques*

La vitamina A estimula las células que producen las mucosas, proporcionando así la humedad necesaria a las mucosas del tracto gastrointestinal, las vías respiratorias, los conductos urinarios y los órganos genitales. Si la vitamina A no se encuentra en las cantidades necesarias, las mucosas se secan, pierden su función protectora y de defensa natural y se vuelven más vulnerables a los agentes patógenos y las irritaciones.

En la piel la vitamina A favorece los procesos de crecimiento y renovación de las células epidérmicas y asegura una función protectora y de barrera óptima. Con un aporte suficiente de vitamina A, las células de la piel se regeneran más rápidamente, las células muertas se eliminan a un ritmo mayor, y las nuevas se sintetizan mejor. De esta forma, la piel tiene un aspecto más joven, suave y terso.

La importancia de la vitamina A en el organismo

Fundamental para
* ❖ La piel
* ❖ Las mucosas
* ❖ Las uñas
* ❖ Los ojos
* ❖ Las defensas contra infecciones
* ❖ La protección celular

La carencia de vitamina A ocasiona
* ❖ Una piel seca
* ❖ Eccemas
* ❖ Mucosas secas y vulnerables
* ❖ Uñas frágiles
* ❖ Falta de apetito
* ❖ Propensión a las infecciones
* ❖ Trastornos de la vista
* ❖ Nictalopía (ceguera nocturna)
* ❖ Deficiencias de crecimiento
* ❖ Esterilidad

Los carotenos, unos colorantes vegetales, forman la estructura básica de la vitamina A. A partir de las moléculas de los carotenos y de los estadios precursores de la vitamina A, las denominadas provitaminas A, se forma la vitamina A en el organismo de los animales y del ser humano. En el apartado de los antioxidantes ya mencionamos una provitamina A, el betacaroteno, una sustancia, por tanto, capaz de combatir los radicales libres.

La vitamina A pertenece al grupo de las vitaminas liposolubles, por lo que el organismo necesita disponer de grasa vegetal o animal para su disociación y asimilación.

Aderece siempre la zanahoria rallada cruda o el zumo de zanahoria con un par de gotas de un buen aceite vegetal. Sólo así el organismo podrá asimilar la vitamina A liposoluble o su provitamina, el betacaroteno.

Vitamina B

El complejo vitamínico B se compone de varias sustancias vitales. Las más conocidas son las vitaminas B_1 (tiamina), B_2 (riboflavina), B_3 (niacina), B_5 (ácido pantoténico), B_6 (piridoxina) y B_{12} (cobalamina). No obstante, existen otras sustancias que también forman parte del grupo de las vitaminas B como el ácido fólico, la biotina, la colina y el inositol. Las vitaminas B desempeñan diversas funciones muy complejas en el organismo. Participan en la regulación de todo el metabolismo energético, refuerzan los nervios, fortalecen los músculos, favorecen la concentración y el rendimiento y procuran un sueño ininterrumpido. La piel, el cabello y las uñas tampoco pueden prescindir de este complejo vitamínico. Todas las células cutáneas precisan estas vitaminas para conservarse sanas y poder seguir funcionando.

Las vitaminas del grupo B son hidrosolubles, por lo que, a diferencia de las vitaminas liposolubles, no requieren otras sustancias para que el organismo las pueda asimilar. Éste puede sintetizar algunas de ellas, como la vitamina B_3 y B_{12}, mientras que otras, como la vitamina B_1 y el ácido fólico, es necesario incluirlas en la dieta de forma regular, ya que el organismo depende únicamente de este aporte.

La importancia de las vitaminas B en el organismo

Fundamentales para

❖ La piel y el cabello
❖ Las uñas
❖ El tejido conjuntivo
❖ El metabolismo energético
❖ La actividad nerviosa
❖ El metabolismo celular
❖ La formación de glóbulos sanguíneos
❖ La actividad cardiaca

La carencia de las vitaminas B ocasiona

❖ Trastornos de la piel como eccemas y rágades (llagas)
❖ Predisposición a las úlceras en los labios
❖ Tendencia a las úlceras en la boca
❖ Lenta cicatrización de las heridas
❖ Caída del cabello
❖ Canas prematuras
❖ Falta de concentración
❖ Dolores musculares
❖ Tensión en el cuello
❖ Fatiga
❖ Agotamiento
❖ Trastornos del sueño
❖ Dolores de cabeza
❖ Estados depresivos

Alimentos que contienen vitaminas B:

* ❖ *Levadura de cerveza*
* ❖ *Productos integrales*
* ❖ *Germinados*
* ❖ *Salvado de trigo*
* ❖ *Semillas (sésamo, pepitas de girasol)*
* ❖ *Arroz integral*
* ❖ *Pescado de mar (por ejemplo, arenque, caballa)*
* ❖ *Carne de ave*
* ❖ *Frutos secos*
* ❖ *Legumbres (por ejemplo, guisantes)*

Pantenol

El pantenol, denominado también dexpantenol o D-pantenol, es el alcohol de la vitamina B ácido pantoténico. Hablaremos aquí de esta sustancia, dado que tiene una extraordinaria importancia para la salud de la piel, el cabello y las uñas y, además, porque se aplica con gran frecuencia en productos cosméticos como complemento vitamínico. En la piel el pantenol se convierte en ácido pantoténico. Esta vitamina hidrata la piel de forma óptima, fijando el agua en las capas cutáneas más profundas. Las pieles secas y sensibles recuperan su tersura y suavidad si se tratan con productos que contengan pantenol. Al igual que la vitamina A, el dexpantenol estimula el metabolismo celular y acelera la regeneración de las células. Por otro lado, el pantenol tiene un efecto balsámico y curativo. Así, una piel castigada, por ejemplo, debido a una quemadura solar o el empleo de detergentes o suavizantes inadecuados, se recupera de inmediato. La capacidad del pantenol de fijar el agua también es beneficiosa para la estructura del cabello. Esta vitamina protege el cabello de la sequedad debido a un exceso de sol o el empleo frecuente del secador. Un cabello seco cuyas puntas tienden a abrirse vuelve a recuperar el brillo, la suavidad y la elasticidad gracias a un tratamiento por vía oral con pantenol o la aplicación de productos para el cuidado del cabello que contengan esta sustancia.

La importancia del ácido pantoténico en el organismo

Fundamental para
❖ La piel
❖ El cabello
❖ La vitalidad
❖ El rendimiento
❖ Las defensas frente al estrés
❖ El sistema inmunológico
❖ La regeneración celular
❖ El metabolismo

La carencia de ácido pantoténico ocasiona
❖ Piel seca
❖ Tendencia a los eccemas
❖ Pequeñas llagas en las comisuras de la boca
❖ Cabello seco, frágil y de puntas abiertas
❖ Canas prematuras
❖ Dificultades para el aprendizaje
❖ Falta de concentración
❖ Irritabilidad
❖ Estreñimiento
❖ Calambres musculares
❖ Trastornos del crecimiento

Alimentos que contienen ácido pantoténico:
❖ *Levadura de cerveza*
❖ *Hígado*
❖ *Salvado de trigo*
❖ *Trucha*
❖ *Pepitas de girasol*
❖ *Pescado de mar (por ejemplo, arenque, caballa)*
❖ *Camembert, Roquefort*

- ❖ *Nueces*
- ❖ *Cereales de grano entero*
- ❖ *Yema de huevo*

Biotina (vitamina H)

La biotina también forma parte del complejo vitamínico B, aunque suele considerarse como una vitamina independiente, por lo que se designa con un nombre diferente, vitamina H. Esta sustancia reviste una gran importancia en relación con la salud de la piel, el cabello y las uñas. Normalmente detectamos primero una carencia de esta sustancia por nuestro aspecto externo. Un déficit de biotina se manifiesta a través de una piel pálida y de poros grandes, un cabello sin vigor, así como unas uñas frágiles. Unas pocas milésimas de gramo de esta sustancia pueden hacer más por una tez radiante y sedosa, un cabello robusto y brillante y unas uñas fuertes que todas las visitas que pueda hacer a una esteticista. La biotina contiene azufre, una sustancia indispensable para la formación de una estructura sana de la piel, el cabello y las uñas. Asimismo, la biotina interviene en la regulación del metabolismo de los lípidos de la piel. Si se da una carencia de esta vitamina, se incrementa la producción sebácea. Como consecuencia de ello, el cabello y la piel se vuelven grasos, aparece la descamación y aumenta la tendencia a los granos y comedones.

Alimentos ricos en biotina:
- ❖ *Hígado*
- ❖ *Soja*
- ❖ *Yema de huevo*
- ❖ *Nueces y cacahuetes*
- ❖ *Sardinas*
- ❖ *Almendras*
- ❖ *Setas*
- ❖ *Arroz integral*
- ❖ *Cereales de grano entero*
- ❖ *Espinacas*
- ❖ *Gambas*

La importancia de la biotina (vitamina H) en el organismo

Fundamental para

❖ La piel
❖ El cabello
❖ Las uñas de las manos y los pies
❖ Las células musculares
❖ La actividad nerviosa
❖ El metabolismo energético
❖ El metabolismo de los lípidos

La carencia de biotina ocasiona

❖ Una piel más pálida y grasa
❖ Caída del cabello y descamación
❖ Uñas frágiles
❖ Mucosas grisáceas en la boca y la garganta
❖ Cansancio y agotamiento
❖ Dolores musculares

Vitamina C

La vitamina C es conocida por su función reforzadora del sistema inmunológico. Esta sustancia vital lleva a cabo, efectivamente, funciones esenciales en la defensa del organismo, protegiéndolo de los agentes patógenos y colaborando con la barrera protectora frente a las infecciones y la acción de las sustancias nocivas. La vitamina C pertenece al grupo de los antioxidantes, sustancias que protegen las células de la actividad destructora de los radicales libres. En la piel la vitamina C se encarga de la óptima curación de las heridas y de la adecuada formación de la estructura del colágeno, es decir, las fibras elásticas del tejido conjuntivo que confieren firmeza y tersura a la piel. Una pérdida de fibras de colágeno podría atribuirse a una carencia de vitamina C. En este caso, el tejido conjuntivo pierde elasticidad, se forman arrugas, y la piel envejece de forma prematura.

La vitamina C presenta otras funciones bioquímicas en el organismo. Así, por ejemplo, protege los vasos sanguíneos al reducir el riesgo de que se acumulen depósitos arterioescleróticos y prevenir de este modo enfermedades cardiovasculares como la hipertensión arterial, el ataque de apoplejía o el infarto de miocardio. Asimismo, la vitamina C reduce la incidencia de reacciones alérgicas y refuerza la función de barrera de las mucosas frente a las inflamaciones. También actúa como estabilizador anímico al activar neurotransmisores, es decir, mensajeros especiales del cerebro, responsables del equilibrio psíquico y la eliminación de las reacciones de estrés. Curiosamente casi todas las especies animales son capaces de sintetizar vitamina C. Sólo el ser humano, algunas especies de mono, pájaros, peces y la marsopa deben procurarse su aporte a través de los alimentos.

Frutas y hortalizas que contienen vitamina C:
- ❖ *Kiwi*
- ❖ *Naranja*
- ❖ *Limón*
- ❖ *Pomelo*
- ❖ *Frambuesas*
- ❖ *Cerezas*
- ❖ *Fresas*
- ❖ *Patata*
- ❖ *Cebolla*
- ❖ *Brécol*
- ❖ *Coliflor*
- ❖ *Espinacas*

La importancia de la vitamina C en el organismo

Fundamental para

- ❖ El sistema inmunológico
- ❖ El tejido conjuntivo
- ❖ La formación de colágeno
- ❖ La elasticidad de la piel
- ❖ La estructura del cabello
- ❖ Las mucosas
- ❖ Las encías
- ❖ Las paredes arteriales
- ❖ La superación del estrés
- ❖ Una actitud positiva
- ❖ Capacidad de concentración
- ❖ Sueño

Una carencia de vitamina C ocasiona

- ❖ Vulnerabilidad frente a las infecciones
- ❖ Encías sangrantes
- ❖ Irritación de las mucosas
- ❖ Formación de arrugas
- ❖ Envejecimiento prematuro de la piel
- ❖ Caída del cabello
- ❖ Varices
- ❖ Estados depresivos
- ❖ Falta de atención
- ❖ Nerviosismo y desasosiego
- ❖ Trastornos del sueño
- ❖ Lenta cicatrización de las heridas

Vitamina D

En realidad, la vitamina D constituye más bien una hormona, ya que se trata de una sustancia que podemos sintetizar nosotros mismos. La vitamina D se forma en la piel al estimular los rayos ultravioleta de la luz solar un estadio precursor y reaccionar éste químicamente. No obstante, una parte de la vitamina D necesaria puede absorberse también a través de la pared intestinal. Lleva a cabo funciones vitales en el metabolismo del calcio, con lo que es esencial para unos huesos y dientes sanos. En el caso de los niños es muy importante, ya que sus huesos todavía se encuentran en fase de crecimiento.

La importancia de la vitamina D en el organismo

Fundamental para

- ❖ Los huesos
- ❖ Los dientes
- ❖ Las funciones nerviosas
- ❖ La actividad muscular
- ❖ La actividad cardiaca
- ❖ El sistema inmunológico
- ❖ La síntesis de hormonas

La carencia de la vitamina D ocasiona

- ❖ Pérdida de dentadura
- ❖ Raquitismo
- ❖ Atonía muscular
- ❖ Desasosiego
- ❖ Nerviosismo
- ❖ Trastornos del sueño
- ❖ Pesimismo

Una conocida enfermedad carencial de la vitamina D es el raquitismo. Además de la regulación del metabolismo de los minerales, esta vitamina desempeña otras funciones en el organismo, participando en la actividad cardiaca, nerviosa y muscular, así como en el sistema inmunológico.

Productos en que se encuentra la vitamina D:
* *Aceite de hígado de bacalao*
* *Pescado de mar (arenque, caballa, salmón, sardinas en aceite)*
* *Leche*
* *Cereales de grano entero*
* *Huevos*
* *Hígado*

Vitamina E

La vitamina E pertenece al grupo de los potentes neutralizadores de radicales, unas sustancias indispensables para la protección de las células. Estudios exhaustivos han demostrado que esta vitamina tiene un papel clave en la prevención de enfermedades cardiovasculares. La vitamina E participa decisivamente en la regeneración celular, alarga la vida de las células, favorece la irrigación y evita la formación de trombos (coágulos) en los vasos sanguíneos. La vitamina E mejora el aspecto general de la piel y acelera su curación.

Alimentos especialmente ricos en vitamina E:
* *Aceites prensados en frío (aceite de girasol, oliva y soja)*
* *Frutos secos*
* *Arroz sin descascarillar*
* *Cereales de grano entero*
* *Huevos*
* *Leche*

La importancia de la vitamina E en el organismo

Fundamental para

- ❖ La protección celular frente a los radicales libres
- ❖ La respiración celular
- ❖ Un aspecto joven de la piel
- ❖ La irrigación
- ❖ El rendimiento
- ❖ La actividad nerviosa

La carencia de vitamina E ocasiona

- ❖ Piel más pálida y marchita
- ❖ Manchas de envejecimiento
- ❖ Cansancio
- ❖ Disminución del rendimiento
- ❖ Irritabilidad
- ❖ Problemas arteriales
- ❖ Trastornos cardiovasculares

Minerales

Calcio

El calcio desempeña un gran número de funciones en el organismo. Su importancia como mineral indispensable para los huesos y los dientes es de todos conocida. No obstante, el calcio también influye en la actividad muscular y nerviosa, así como en las propiedades de la piel y de los vasos sanguíneos. Asimismo, colabora con la vitamina C en la formación de la estructura de fibras de colágeno del tejido conjuntivo.

Alimentos ricos en calcio:
- *Leche*
- *Requesón y yogur*
- *Queso curado (parmesano, Emmental)*
- *Frutos secos*
- *Sardinas y salmón*
- *Ensaladas*
- *Cereales de grano entero*

La importancia del calcio en el organismo

Fundamental para
- La constitución ósea
- El esmalte dental
- El tejido conjuntivo
- El tono muscular
- La actividad nerviosa
- La coagulación sanguínea

La carencia de calcio ocasiona
- Osteoporosis (desmineralización ósea)
- Pérdida de dentadura
- Uñas frágiles
- Problemas de la piel
- Debilidad del tejido conjuntivo
- Mayor tendencia a las alergias
- Calambres musculares
- Nerviosismo
- Trastornos del sueño
- Problemas del cabello
- Dificultades visuales
- Raquitismo

Magnesio

El magnesio no sólo coopera estrechamente con el calcio, sino que también asiste a las vitaminas B y a los ácidos grasos esenciales en la protección de la piel. Ayuda en la reparación de los daños celulares, refuerza la capacidad de regeneración celular, estimula la actividad muscular y nerviosa y tiene un efecto regulador en el metabolismo hormonal.

La importancia del magnesio en el organismo

Fundamental para
* La protección de la piel
* El tono muscular
* La actividad nerviosa
* Las hormonas
* La división celular
* La formación de proteínas

La carencia de magnesio ocasiona
* Problemas de la piel
* Calambres musculares y atonía muscular
* Temblores
* Cansancio
* Falta de concentración
* Aumento de la sudoración
* Problemas de coordinación
* Mareos
* Estados depresivos y cambios de humor
* Menstruaciones irregulares
* Dolores menstruales, síndrome premenstrual
* Dolores de cabeza
* Problemas de circulación
* Trastornos metabólicos

Alimentos que contienen magnesio:
- ❖ *Anacardos*
- ❖ *Almendras*
- ❖ *Semillas de sésamo*
- ❖ *Cereales de grano entero*
- ❖ *Arroz sin descascarillar*
- ❖ *Plátanos*
- ❖ *Hortalizas verde oscuro*
- ❖ *Algas marinas*
- ❖ *Marisco*

Oligoelementos

Selenio

Ya hemos hablado anteriormente de este oligoelemento cuando tratamos los neutralizadores de radicales. ¿Cómo es capaz de capturar sustancias agresivas y proteger así la piel del deterioro y el proceso de envejecimiento prematuro? El selenio se halla presente en la enzima glutationperoxidasa, que actúa como antioxidante en las células. Esta enzima captura los radicales libres que se forman a partir de sustancias tóxicas medioambientales, rayos ultravioleta, sustancias nocivas de los alimentos, el humo del tabaco, etc., impidiendo que las moléculas que se hallan al acecho perforen las paredes de las células o incluso lleguen hasta el núcleo celular, donde podrían alterar el material genético. El selenio colabora estrechamente con las vitaminas C y E, antioxidantes de gran relevancia para la protección de la piel. El selenio también es un agente inmunológico que desarrolla una acción antiinflamatoria en el organismo. Se ha demostrado mediante unos estudios que los pacientes con enfermedades reumáticas, afecciones cardiovasculares y cáncer padecen normalmente de carencia de selenio.

Alimentos especialmente ricos en selenio:
- ❖ *Marisco*
- ❖ *Pescado de mar*
- ❖ *Productos integrales*
- ❖ *Arroz sin descascarillar*
- ❖ *Huevos*
- ❖ *Leche*

La importancia del selenio en el organismo

Fundamental para
- ❖ La protección de la piel
- ❖ Un efecto antiinflamatorio
- ❖ El refuerzo inmunológico
- ❖ La captura de los radicales libres
- ❖ El fortalecimiento celular

La carencia de selenio ocasiona
- ❖ Una piel seca y eccemas
- ❖ Uñas frágiles
- ❖ Lenta cicatrización de las heridas
- ❖ Vulnerabilidad a las infecciones
- ❖ Dolores articulares
- ❖ Hipertensión arterial

Cromo

A pesar de que sólo se necesitan cantidades ínfimas de este oligoelemento (la cantidad de cromo que un ser humano consume en toda su vida no llegaría a llenar un cenicero), es posible que se produzcan déficits. Esto se halla relacionado con los alimentos de fabricación industrial, la tendencia a preferir la comida preparada, el alto consumo de azúcar y productos de harina refinada, así como las prácticas agrícolas como el abono excesivo y los cultivos intensi-

121

vos. El cromo resulta indispensable en muchas fases del metabolismo. Según descubrimientos recientes, parece tener un papel clave, sobre todo, en el metabolismo de los hidratos de carbono y participar decisivamente en la asimilación del azúcar. El cromo se ocupa, entre otros, de que la glucosa pase de la sangre a las células. Así, se regula el nivel de glucosa en la sangre de modo que no aumente excesivamente. Si con frecuencia se consumen dulces y al mismo tiempo se acusa un déficit de cromo, el metabolismo de la glucosa podría desestabilizarse. Ello afecta a diversos órganos, entre ellos la piel. Ésta parece desnutrida, mal irrigada, y su aspecto es más pálido y fláccido. Si no se normaliza el metabolismo de la glucosa, ello podría derivar incluso en diabetes mellitus.

La importancia del cromo en el organismo

Fundamental para
❖ El equilibrio general del metabolismo
❖ El metabolismo de la glucosa
❖ El metabolismo de los lípidos
❖ La actividad nerviosa
❖ El corazón y la circulación

La carencia de cromo ocasiona
❖ Trastornos del metabolismo de la glucosa
❖ Sudoración
❖ Mareos
❖ Falta de concentración
❖ Alto nivel de grasas en la sangre

Alimentos que contienen cromo:
❖ *Queso*
❖ *Marisco*
❖ *Cereales de grano entero*
❖ *Remolacha*

Hierro

El 70% del hierro presente en el organismo se encuentra en el pigmento rojo de la sangre, la hemoglobina. Es aquí donde este oligoelemento desempeña su función principal: fijar el oxígeno que ha pasado de los pulmones al torrente sanguíneo para transportarlo después a todas las células del organismo. Por tanto, el hierro constituye un micronutriente que asegura la vitalidad, la energía y el rendimiento. Una carencia de hierro se manifiesta a través de los síntomas típicos de la anemia: la piel se vuelve pálida y se reseca, el crecimiento del cabello y las uñas es más lento, y el organismo es más propenso a las infecciones. Otras consecuencias son fatiga, trastornos de la concentración y pérdida del apetito.

La importancia del hierro en el organismo

Fundamental para

* La formación de la sangre
* La respiración celular
* El metabolismo energético
* El tono muscular
* La actividad nerviosa
* La irrigación de la piel y las mucosas
* El apetito
* El cerebro
* El crecimiento del cabello y las uñas

La carencia de hierro ocasiona

* Anemia
* Palidez de la piel
* Peor irrigación de las mucosas
* Cansancio
* Mareos y dolores de cabeza
* Falta de apetito
* Problemas con las uñas y cabello seco

Alimentos que contienen hierro:
* ❖ *Carne de buey*
* ❖ *Ensaladas de hortalizas de hoja*
* ❖ *Espinacas*
* ❖ *Brécol*
* ❖ *Frutos secos*

Cinc

El cinc como micronutriente para la piel reviste una importancia especial. Asiste la acción de la vitamina A, que el organismo sólo puede aprovechar adecuadamente si el cinc se encuentra en cantidad suficiente. Este oligoelemento favorece la regeneración de las células de la piel, interviene en la curación de las heridas, acelera el crecimiento del cabello y las uñas de las manos y mantiene la piel y las mucosas en buen estado. No obstante, en el sistema inmunológico y en el sistema hormonal el cinc también desempeña funciones esenciales. Un déficit de cinc puede traer consigo una mayor vulnerabilidad a las infecciones, así como trastornos hormonales. El cinc, asimismo, participa en la función de las hormonas sexuales y es necesario en la producción de esperma.

Alimentos que contienen cinc:
* ❖ *Carne de buey*
* ❖ *Ensalada de hortalizas de hoja*
* ❖ *Espinacas*
* ❖ *Brécol*
* ❖ *Frutos secos*

La importancia del cinc en el organismo

Fundamental para
❖ La piel
❖ La curación de heridas
❖ La regeneración celular
❖ El crecimiento del cabello y las uñas
❖ El sistema inmunológico
❖ Las mucosas
❖ La producción de esperma
❖ La regulación de las hormonas sexuales
❖ La asistencia a la vitamina A
❖ El rendimiento

La carencia de cinc ocasiona
❖ Alteraciones cutáneas con piel seca o grasa
❖ Acné
❖ Lenta cicatrización de las heridas
❖ Uñas frágiles, con un crecimiento muy lento
❖ Manchas blancas en las uñas
❖ Cabello fino y frágil
❖ Problemas digestivos
❖ Falta de apetito
❖ Falta de defensas frente a las infecciones
❖ Trastornos de la capacidad reproductora

Bioflavonoides

Originariamente los bioflavonoides se incluían en el grupo de las vitaminas, razón por la cual también reciben el nombre de vitamina P. Los bioflavonoides son sustancias vegetales y representan una gran parte de los colorantes vegetales amarillos, rojos y azules. Ya se han descubierto hasta la fecha alrededor de 7.000 bioflavonoides. En la naturaleza cumplen la función de proteger las plantas de los insectos, parásitos, bacterias y hongos dañinos. En el organismo humano desarrollan una actividad similar. Especialmente junto con la vitamina C, de acción antioxidante, se encarga de capturar agentes patógenos y sustancias nocivas, asistiendo así al sistema inmunológico. Al evitar que la vitamina C se oxide, multiplican su acción protectora en el organismo en más de veinte veces.

Los bioflavonoides han demostrado ser eficaces, sobre todo, en el tratamiento de alergias, la hipertensión arterial, varices, así como trastornos menstruales. Gracias a sus propiedades antiinflamatorias y antioxidantes, los bioflavonoides también constituyen unos excelentes nutrientes para la piel al proteger las células cutáneas de los radicales libres, mejorar la irrigación en los pequeños capilares y contribuir de esta forma a la regeneración de la piel. Algunos bioflavonoides son capaces incluso de fijarse a fibras de colágeno y reforzar así la elasticidad del tejido conjuntivo.

La importancia de los bioflavonoides en el organismo

Fundamentales para
- ❖ La piel
- ❖ La protección celular
- ❖ La irrigación de los capilares
- ❖ Unos vasos sanguíneos sanos
- ❖ La circulación
- ❖ El sistema inmunológico

La carencia de bioflavonoides ocasiona
- ❖ Aumento de la tendencia a las hemorragias
- ❖ Hemorragias nasales
- ❖ Debilidad del tejido conjuntivo
- ❖ Hipertensión arterial
- ❖ Varices
- ❖ Problemas con la menstruación

Alimentos especialmente ricos en bioflavonoides:
- ❖ *Albaricoques frescos*
- ❖ *Remolacha*
- ❖ *Zarzamora*
- ❖ *Frambuesas*
- ❖ *Brécol*
- ❖ *Cerezas*
- ❖ *Papaya*
- ❖ *Limón*

Ácidos grasos esenciales

Los ácidos grasos esenciales reciben este nombre, ya que el organismo no puede sintetizarlos por sí mismo y depende de su aporte con los alimentos. Los ácidos grasos esenciales participan de forma decisiva en la constitución de las membranas celulares. Sus moléculas se disponen de tal modo en la estructura de la pared celular que, por un lado, proporcionan protección y, por otro, la membrana sigue siendo permeable a las sustancias que deben penetrar en el interior de las células para suministrarles los nutrientes necesarios. Los ácidos grasos esenciales desempeñan, además, funciones vitales en el metabolismo energético y contribuyen a la regulación del metabolismo hormonal. Asimismo, tienen un papel fundamental en el suministro a las células de la piel.

Alimentos que contienen ácidos grasos esenciales:
- ❖ *Pescado de mar*
- ❖ *Aceites de calidad superior (aceites de germen de cereales)*
- ❖ *Hortalizas verdes*
- ❖ *Frutos secos*

La importancia de los ácidos grasos esenciales en el organismo

Fundamentales para

❖ La constitución y la regeneración de la pared celular
❖ El metabolismo energético
❖ El metabolismo hormonal
❖ El tono muscular
❖ La actividad nerviosa
❖ La nutrición de la piel
❖ El sistema inmunológico
❖ La regulación del nivel de colesterol

La carencia de ácidos grasos esenciales ocasiona

❖ Eccemas
❖ Psoriasis
❖ Enfermedades cardiovasculares
❖ Predisposición a las infecciones víricas
❖ Trastornos hormonales
❖ Síndrome premenstrual

Tratamiento de la piel mediante plantas medicinales

Las actuales sustancias dedicadas al cuidado y el tratamiento de la piel deben ser suaves, naturales y eficaces. Por los hábitos de consumo se observa que cada vez se tiende más a elegir sustancias que puedan tolerarse y que no tenga efectos secundarios, es decir, naturales. Los principios activos de diferentes hierbas medicinales, plantas o frutas encajan en esta definición. No en vano figuran en la composición de un gran número de productos para el cuidado y la curación de problemas de la piel. La mayoría de estas sustancias ya se conocían desde hace milenios en la medicina popular por su gran eficacia. Recientes estudios de investigación han podido demostrar científicamente sus excelentes propiedades y sus mecanismos de acción. A continuación se tratarán las plantas medicinales y las frutas más importantes para el cuidado de la piel.

Aguacate

Todos conocemos este fruto de sabroso sabor, rico en vitaminas pero también en calorías. De la carne del fruto se obtiene un aceite que se utiliza como sustancia base de un gran número de productos cosméticos. Contiene lípidos y vitaminas de una forma que es especialmente fácil de asimilar por la piel. Dadas estas propiedades, resulta adecuada para el cuidado de pieles maduras y secas. El aguacate se caracteriza, asimismo, por su buena digestibilidad.

Almendra

Los almendros crecen bajo el sol del sur. Al principio se puede comer su fruto todavía con la cáscara blanda, mientras que hacia el verano la cáscara se vuelve cada vez más dura, y el núcleo, cada vez más rico en ingredientes. La almendra contiene un valioso aceite con un contenido en lípidos del 55%. Asimismo, este aceite es rico en un gran número de vitaminas y minerales, vitales para la piel. El aceite de almendras es, además, una sustancia muy afín a la piel, puesto que apenas se han descrito intolerancias. Resulta apropiado para el cuidado de las pieles secas e irritadas, y favorece también el proceso de curación de pequeñas heridas. Muchos productos para el cuidado de estos problemas cutáneos incluyen el aceite de almendras entre sus ingredientes, aunque por su extrema suavidad también es apreciado como aceite para masajes.

Aloe vera

Esta planta subtropical pertenece a la familia de las liliáceas. Con sus gruesas hojas carnosas y puntiagudas, recuerda a los cactus. Al

129

romper sus hojas, emana un jugo transparente, que es procesado y añadido a diferentes productos cosméticos. Ello se debe a que actúa como una protección solar natural y es capaz de fijar el agua, hidratando la piel. Además, tiene un efecto balsámico, protector y nutritivo, todo en uno. Aloe vera es un producto universal idóneo para el cuidado de la piel. Se encuentra presente en un gran número de productos cosméticos: cremas para el cuidado de pieles secas y sensibles, mascarillas y emplastos, aceites para la piel y productos de protección solar, etc.

Árnica

Podemos encontrar las aromáticas flores del árnica en las márgenes de los caminos y en las montañas de Centroeuropa. De las flores puede obtenerse un aceite que tiene efectos extraordinarios en el tratamiento de las heridas. Por este motivo, muchas pomadas para la curación de heridas contienen árnica. Esta sustancia actúa contra las inflamaciones, puede matar bacterias y mitigar los dolores. Se aplica, sobre todo, en caso de torceduras o de hematomas. Se trata de un verdadero remedio natural que no se emplea en productos estrictamente cosméticos, dado que su acción es muy intensa y podría provocar irritaciones en zonas sensibles como el cutis de la cara.

La piel de los niños es muy sensible, por lo que antes de administrar preparados de árnica debe consultarse siempre con el médico. También debe tenerse en cuenta que en la aplicación de árnica podría producirse con facilidad una alergia por contacto.

Caléndula

La caléndula, una planta de una extraordinaria floración, crece especialmente en la región mediterránea. El extracto de sus flores se emplea en diversos productos cosméticos, ya que contiene saponinas, unas sustancias amargas y un aceite esencial que limpian la piel y estimulan su regeneración. Los productos cosméticos para el cuidado de los granos aprovechan los espectaculares beneficios de esta planta. Asimismo, tiene un efecto antiinflamatorio, y las heridas se curan sin problemas, razón por la que muchas pomadas farmacológicas para la curación de heridas contienen extracto de caléndula.

La caléndula se puede encontrar en diferentes tipos de presentación: como tintura, pomada o aceite. También ha demostrado ser eficaz contra las irritaciones de las mucosas en la zona de la boca y la garganta.

Cola de caballo

Los altos tallos nervados de la cola de caballo constituyen verdaderos vestigios de la prehistoria de nuestro planeta. Crece en los terraplenes y las márgenes de los caminos. Sus brotes frescos contienen ácido silícico, flavonoides y muchos otros principios activos. Los extractos de los vástagos jóvenes han demostrado ser eficaces en dermatología en el tratamiento de enfermedades crónicas, como, por ejemplo, la psoriasis y el acné.

Debido a su alto contenido en ácido silícico, antiguamente se utilizaban los duros tallos de la cola de caballo para pulir objetos metálicos.

Dulcamara

Este arbusto con sus pequeñas flores y bayas rojas crece en Europa y Asia en bosques frondosos. Sus tallos contienen, entre otros, saponinas, que actúan como depurativos y estimulan el metabolismo. Por esta razón, la dulcamara se añade a los preparados de té que se recomiendan especialmente para las enfermedades crónicas de la piel como terapia complementaria. Este remedio ha demostrado su eficacia, sobre todo, en casos de acné y eccemas. Atención: no trate de preparar un té a partir de plantas que haya recogido Ud. mismo, ya que fresca, esta planta resulta venenosa. Utilice, pues, sólo productos preparados, de venta en farmacias.

La dulcamara puede irritar las mucosas. Empléela con precaución y procure que no entren en contacto con los ojos.

Germen de trigo

El aceite de germen de trigo es de calidad superior y muy apreciado en la industria cosmética, ya que contiene vitamina E y ácido linoleico como ningún otro aceite vegetal. De esta forma, protege la piel, favorece su regeneración y la nutre de modo óptimo. Por esta razón, muchos productos para el cuidado de pieles secas, maduras o con granos contienen aceite de germen de trigo. Las mascarillas y los emplastos preparados a base de germen de trigo pueden ayudar a prevenir la formación prematura de arrugas. El aceite de germen de trigo también es un aceite para masajes muy eficaz, que nutre la piel y la deja suave.

Hamamelis

Esta planta, en su variedad Hamamelis virginiana, constituye un verdadero remedio milagroso para la piel. Ya los indios supieron apreciar su poder curativo y su acción terapéutica. Sus hojas y su corteza contienen taninos y aceites. Estos principios activos estimulan la curación de las heridas, confieren tersura y vigor a la piel. Por esta razón, se añade extracto de hamamelis a los productos curativos como para el cuidado de la piel. También ha demostrado su eficacia en el tratamiento de las quemaduras solares.

Hipérico

El hipérico auténtico con sus pequeñas flores amarillas crece en las márgenes de los bosques y los caminos. De sus hojas recién recogidas puede obtenerse un apreciado aceite. Sus componentes calman la piel, mitigan irritaciones y aceleran el proceso de curación, por lo que el aceite de hipérico se utiliza en un gran número de productos para el cuidado de pieles secas e irritadas. También las pomadas para pieles agrietadas y ásperas contienen aceite de hipérico.

El té de hipérico tiene un efecto positivo en el estado anímico, influyendo así también en el aspecto general de la piel. Una taza por la mañana y otra por la noche serán muy beneficiosas para Ud. y su piel.

Jojoba

La planta desértica Simmondsia chinensis pasa más bien desapercibida. Sin embargo, el aceite que se extrae de sus semillas es harto curioso, dado que desde el punto de vista de su estructura química es prácticamente idéntico a los lípidos de la piel del ser humano. Por esta razón, el aceite de jojoba es extraordinario como protección de la piel y nutriente, especialmente en el caso de las pieles secas y maduras, que se benefician de sus componentes. Éstos mejoran la película protectora natural de la piel, la regeneran y la refuerzan.

Manzanilla

Este versátil remedio, que destaca de entre las plantas medicinales, también es importante para los cuidados y el tratamiento de la piel. El aceite de las flores de la manzanilla contiene, entre otras sustancias, los apreciados principios activos camazuleno y aceite de alfabisabol, que calman la piel irritada, tienen un efecto antiinflamatorio y tratan suavemente las pieles sensibles. Por estas razones, muchos productos para el cuidado de las pieles sensibles e irritadas que tienden a enrojecerse contienen aceite de manzanilla.

Nuez de butirospermo

El butirospermo o árbol mantequero, como también se le conoce, mide unos 15 m de altura, es originario de África, y su fruto tiene 3 cm de diámetro. Estas nueces presentan una grasa de gran calidad, que contiene más de 50 componentes. A partir de estas nueces, se elabora la conocida grasa de butirospermo, empleada en numerosos productos para el cuidado de pieles secas. Esta nuez nutre la piel con lípidos que puede absorber bien. No obstante, la piel adquiere un cierto brillo después de su aplicación, por lo que su uso suele restringirse a las cremas de noche.

Oliva

Antaño se extraía el aceite verde sólo a partir de las semillas de la oliva. No obstante, la parte carnosa de la aceituna es tan rica también que en la actualidad se obtiene aceite de todo el fruto mediante unas técnicas especiales. El aceite de oliva, con sus vitaminas y lípidos bien tolerados por la piel, resulta indicado para las pieles secas y para el tratamiento de las arrugas prematuras. Un gran número de productos naturales contiene este aceite por esta razón. Además, también presenta excelentes propiedades limpiadoras para la piel.

Pensamientos

El efecto curativo de los pensamientos, una planta poco vistosa, es similar a la del llamativo hipérico. Los ingredientes de su extracto (taninos, flavonoides, sustancias amargas y saponinas) se emplean en medicina natural, sobre todo, para el tratamiento de enfermedades cutáneas crónicas, el acné y los eccemas. Curan las alteraciones cutáneas de forma más rápida y mitiga el prurito provocado por eccemas.

Roble

También este robusto árbol puede ser beneficioso para la piel. Su corteza joven presenta unos taninos especiales muy apreciados en dermatología para el tratamiento de exantemas crónicos. Muchas pomadas farmacológicas para la piel contienen extracto de corteza de roble. Los taninos tienen un efecto antiinflamatorio, y, en especial, los eccemas se curan más rápido gracias a su ayuda.

Rosas

Desde hace milenios que el agua de rosas y el aceite de rosas constituyen la sustancia base de gran número de productos cosméticos. Además de su agradable e inconfundible fragancia, los principios activos de las hojas de las rosas pueden estimular y conferir tersura a la piel. Por ello el agua de rosas es apreciada en los suaves productos de limpieza tonificantes de la cara.

Homeopatía para la piel

Además de la fitoterapia y los métodos curativos de otras culturas, como los de la medicina china, cada vez son más las personas que recurren a la homeopatía para solucionar sus problemas de salud. Especialmente en el caso de aquellas enfermedades para las que la medicina convencional apenas dispone de remedios y posibilidades, un tratamiento homeopático puede resultar apropiado para calmar las molestias o incluso curar por completo la afección.

Éste también es el caso de las enfermedades de la piel. Muchos pacientes que durante años han padecido eczemas, prurito o una piel muy seca han podido comprobar cómo una terapia con reme-

Los principios de acción de la homeopatía

La ley de la similitud

En una prueba que realizó consigo mismo, Samuel Hahnemann descubrió en 1790 que al tomar corteza de quina, un remedio que por aquel entonces se solía utilizar contra la malaria, podía producir los síntomas de la malaria en una persona sana. Persistían durante algunas horas y se ponían de manifiesto cada vez que se volvía a tomar corteza de quina. Alentado por el hallazgo, Hahnemann decidió comprobar si otras sustancias producían los mismos efectos en un organismo sano. Y, efectivamente, siempre obtuvo resultados similares. Gracias a determinados medicamentos conseguía provocar los síntomas característicos de la enfermedad para la que estaban indicados. De ahí extrajo la conclusión de que un remedio era curativo si en una persona sana daba lugar a los mismos signos patológicos que en una persona enferma. La ley de la similitud se basa en este principio.

Verificación de fármacos

Para poder curar según los principios homeopáticos, fue necesario someter las incontables sustancias minerales, vegetales o animales a unas pruebas rigurosas en personas sanas. De esta forma, tanto el propio Samuel Hahnemann como sus alumnos probaron miles de sustancias y recogieron los efectos patológicos que observaron en extensos catálogos de síntomas. Consiguieron describir tantos cuadros farmacológicos que con estos datos podrían llenarse las páginas de un tratado de varios volúmenes.

La preparación de los remedios

Para ello, la homeopatía sigue el método de la potenciación. Gracias a unos complejos y laboriosos procedimientos especiales de dilución, las sustancias originales minerales, vegetales y animales de los remedios homeopáticos adquieren la propiedad de poder curar enfermedades.

La ley de la dosificación

El cuarto principio es la denominada ley de la dosificación que establece la elección y la dosis correctas de los medicamentos homeopáticos. Esto es todo un arte y exige del homeópata un perfecto conocimiento de la enfermedad, así como una amplia experiencia en relación con el poder medicinal de los fármacos. Especialmente en el tratamiento de enfermedades graves o crónicas, es fundamental elegir los medicamentos con acierto y administrarlos en la dosis adecuada si se desea obtener el éxito.

¿Qué diferencias existen entre la homeopatía y la medicina académica?

La homeopatía apenas tiene algo en común con los procedimientos terapéuticos habituales de la medicina convencional. Ya en el enfoque del ser humano y las enfermedades existen diferencias abismales. Mientras que la medicina moderna hace uso de sus logros tecnológicos –análisis de laboratorio, rayos X, inspección endoscópica de órganos, etc.–, dirige su punto de mira hacia determinados órganos y regiones del organismo en la exploración de los pacientes y, por lo general, trata de eliminar los síntomas en lugar de las causas, la homeopatía aborda la enfermedad desde un punto de vista holístico. El médico estudia primero detenidamente al ser humano en su totalidad, analizándolo en su unidad de cuerpo, mente y espíritu. Los medios técnicos, las pruebas de laboratorio y con aparatos tienen una importancia secundaria. Por tanto, un homeópata no escrutará, como suele ser el caso en la medicina académica, la piel, el corazón o los riñones de su paciente, sino toda la persona, la expresión de su cara, su postura corporal, sus movimientos, sus gestos y muchos otros aspectos. Además, querrá indagar en su vida, es decir, conocer todos los detalles de su estado anímico, físico y social que le han llevado a la situación actual, el trastorno de salud o la enfermedad grave que padece.

dios homeopáticos ha podido ayudarles de forma extraordinaria. Las innumerables experiencias positivas constituyen hasta la fecha el único, aunque totalmente convincente testimonio del poder curativo de los procedimientos homeopáticos.

> *El concepto «homeopatía» proviene del griego y traducido literalmente significa: homoin = similar, pathos = padecimiento, lo que viene a querer decir «curar mediante remedios similares». De esta forma, queda enfrentada a la alopatía, que defiende la curación mediante los principios opuestos. El fundador de la homeopatía fue el médico y farmacéutico alemán Samuel Hahnemann (1755-1843).*

> *Dado que en la homeopatía la elección del medicamento adecuado depende en mayor medida de la personalidad del paciente que de los síntomas, es aconsejable que en su primer experiencia con este método terapéutico se visite con un médico cualificado.*

> *A pesar de la desconfianza mostrada por parte de la medicina académica, la homeopatía tiene cada vez una mayor aceptación en la sociedad. Una nueva conciencia acerca de la salud ha propiciado que se vuelva a confiar en las fuerzas curativas de la naturaleza.*

Tratar al enfermo, no la enfermedad

Los buenos homeópatas se caracterizan por su excelente capacidad de observación. Deben ser capaces de identificar los sutiles indicios con los que a menudo se presentan las enfermedades. Ello exige una capacidad analítica en el estudio del paciente, así como un meticuloso registro y evaluación de los síntomas. Y es que para el homeópata o el naturópata no se trata primordialmente de emitir un diagnóstico de la enfermedad, es decir, de poder consignar tal vez (neurodermatitis(en la casilla (Diagnóstico(al final de la exploración. En lugar de la enfermedad, se concentra en la persona enferma. La impresión acerca del estado general del paciente suele determinar la elección del medicamento correspondiente.

Con frecuencia, los síntomas superficiales son indicios de otra enfermedad soterrada, que no puede diagnosticarse a simple vista. Ésta se halla casi siempre en relación con el papel social y profesional del paciente y tiene su origen en la actitud hacia uno mismo y su entorno.

Por este motivo, la entrevista con el paciente, la indagación en la historia clínica del enfermo, así como la exploración médica revisten una gran importancia en la homeopatía. A tal efecto, existen unos formularios exhaustivos en los que se incluye un gran número de preguntas dirigidas al paciente sobre su historia y en los que se anotan todos los síntomas. Todas estas preguntas, que en la medicina convencional nunca se formulan con este detalle, tienen un objetivo: permitir al homeópata registrar y entender el estado general de la persona sentada enfrente suyo. ¿Por qué y debido a qué factores externos e internos se ha alterado la energía vital de esta persona hasta el extremo de enfermar? No la constatación de resultados objetivos, sino la reunión de observaciones subjetivas permite esbozar el cuadro de la enfermedad y mostrar al homeópata la dolencia que padece realmente el paciente.

Una y otra vez la medicina académica reprocha a la homeopatía que no es una disciplina científica. Aquélla sostiene que dado que no es posible medir el efecto de los remedios homeopáticos, no puede producirse ninguna alteración en el organismo. Si logran calmar los dolores, según la medicina convencional ello se debe exclusivamente al efecto placebo, es decir, únicamente a la imaginación de los enfermos. El hecho de que también se pueden tratar con éxito niños y animales mediante productos homeopáticos rebate esta argumentación.

Medicamentos homeopáticos, ayuda para la autoayuda

La actuación de los medicamentos homeopáticos no se puede comparar en absoluto a la de los remedios de la fitoterapia o a la de las sustancias químicas de la industria farmacéutica. Mientras que los productos alopáticos están concebidos para combatir determinados síntomas, la finalidad de los tratamientos homeopáticos consiste en estimular las fuerzas de autocuración, de forma que el paciente sane por sus propios medios. A diferencia de lo que sucede con las terapias alopáticas, esto representa una verdadera curación. Si sólo se tratan los síntomas, nos quedamos en la superficie. Se anulan los signos exteriores de la enfermedad, y probablemente desaparezcan las molestias por un tiempo. Sin embargo, como no se ha ido hasta el origen de la dolencia, vuelven a surgir las molestias o –lo que es peor– se trasladan a otros órganos.

El secreto de la potenciación

Un aspecto especial de la preparación de medicamentos homeopáticos es la potenciación. Ningún otro método suscita tanta controversia dentro de una disciplina científica y es motivo de tantas discusiones entre los expertos como éste. La potenciación es un proceso especial de dilución de sustancias: se somete a las sustancias originales de los medicamentos homeopáticos –como la pulsatila o la belladona– a un proceso de transformación específico, por el cual al final sólo quedan las sustancias de partida en cantidades ínfimas. Un ejemplo que se suele dar para ilustrar este principio homeopático es el siguiente: un frasco de belladona D_{12} contiene aproximadamente tanta cantidad de esta sustancia venenosa de partida como si se hubiera añadido una gota de este preparado al lago Constanza, se hubiera podido agitarlo bien y luego se hubiera vuelto a llenar el frasco de esta dilución.

La potenciación, no obstante, no sólo consiste en disolver añadiendo líquido. Este procedimiento sigue unos preceptos de preparación muy complejos. Así, para obtener Pulsatilla D_6, debe procederse de la manera siguiente: se mezcla una gota de la tintura básica con nueve gotas de alcohol. Se le dan diez vueltas a la mezcla, y ya tenemos Pulsatilla D_1. Se extrae una gota de esta mezcla, y se prosigue con el proceso hasta llegar al nivel de potenciación deseado.

Todos los productos homeopáticos se pueden obtener en las potencias D, C, LM o Q, referidas al tipo de dilución. Todos estos grados se justifican terapéuticamente y se aplican de forma diferente. Su elaboración exige una máxima precisión.

Transmisión de energía

Los homeópatas afirman que gracias al proceso de potenciación de los medicamentos se transmite parte de la esencia de la sustancia original al diluyente. Ello significa que lo material se convierte paso a paso en algo inmaterial. Una planta como la pulsatila deja de ser pulsatila en algún momento debido a las diferentes etapas de la potenciación, aunque sólo en calidad material. Pierde su carácter corpóreo, pero sigue existiendo de otra forma. Sus propiedades se transforman en energía gracias a la potenciación, y ésta se transfiere como unidad de información a un medio, el alcohol. La potenciación, pues, significa el desarrollo de la energía o fortalecimiento. Gracias a este procesamiento especial, no se debilita la acción de la sustancia original, sino que se refuerza. Cuanto mayor sea la potencia, tanto más profundo y duradero será su efecto en el organismo del paciente. Las potencias entre D_6 y D_{12} todavía se consideran que pueden utilizarse para automedicarse. A partir de D_{30} se habla de potencias altas. Su aplicación debe ser prescrita únicamente por un homeópata experimentado.

Apropiada especialmente para enfermedades crónicas de la piel

Los tratamientos homeopáticos resultan indicados para aquellas enfermedades que se llevan arrastrando desde hace bastante tiempo y que cursan con molestias crónicas, como la psoriasis. En estos casos, los productos homeopáticos –siempre que sean los adecuados para el cuadro sintomatológico y la clase de persona desarrollan un efecto positivo y pueden lograr una mejora duradera o incluso la curación. La homeopatía también ha demostrado ser muy eficaz en pediatría. El organismo infantil suele responder bien a los remedios homeopáticos, y de esta forma se puede prevenir a tiempo el desarrollo de una enfermedad o que una dolencia se convierta en crónica.

Ante síntomas graves o una dolencia crónica, con frecuencia el homeópata o el naturópata decide aplicar un tratamiento específico de cada constitución. Éstos suelen ser muy exhaustivos y requieren una minuciosa preparación. Suelen utilizarse medicamentos de alta potenciación, que actúan en el ámbito profundo del ser humano, es decir, en el centro del metabolismo y los sistemas orgánicos. De esta forma, puede eliminarse una causa de la enfermedad que se encuentre profundamente arraigada.

Productos homeopáticos específicos de cada constitución

Según el tipo de constitución y la forma de manifestación de los problemas de la piel, se aplica un remedio homeopático u otro. En consecuencia, la terapia se elabora según cada caso. Las recetas únicas no existen en homeopatía. Así, lo que a una persona alérgica le ayuda, a otra persona no le hace efecto alguno. No obstante, existe una serie de tipos estándar de remedios que se han clasificado según el estado anímico general y el temperamento de una persona. Para ello, no siempre resulta fácil identificar los rasgos del carácter de cada uno. La mayoría de las veces no todas las cualidades de una persona encajan para describir un tipo de constitución. Además, una persona puede cambiar tanto a lo largo de su vida que puede resultar necesario atribuirle otro tipo de constitución. Sin embargo, la asociación aproximada del paciente a un determinado remedio puede ayudar al homeópata a encontrar el camino hacia un tratamiento diferenciado de la dolencia.

Remedios homeopáticos para determinados tipos de constitución

❖ Tipo aprensivo y melancólico que tiende a estados de desasosiego: en este caso, el homeópata suele prescribir Arsenicum album como remedio específico para su constitución.

❖ Tipo irascible y colérico que tiende a repentinos arrebatos de furia y fuertes altibajos: para este caso, Nux vomica suele ser de ayuda.

❖ Tipo sensible y dócil que tiende a simpatizar con los sentimientos de los demás, dejándose llevar por sus estados de ánimo: en este caso, puede administrarse Pulsatila.

❖ Tipo independiente y desamparado que tiende a estados de agotamiento físico y anímico: para este caso, Phosphorus suele tener un efecto calmante.

Los remedios específicos de cada constitución presentan una actuación compleja. Se corresponden con una persona en su totalidad, es decir, con el cuadro de la dolencia a nivel físico, emocional y psíquico.

Cuestiones y consejos más importantes para la terapia homeopática

En principio, no hay nada que objetar a que una persona se automedique con remedios homeopáticos. No obstante, la persona deberá proceder de forma responsable con la autoterapia y conocer sus límites. Si no se encuentra del todo seguro, no debería dudar en acudir a un médico. Uno mismo puede tratarse mediante remedios homeopáticos perfectamente sobre todo ante dolencias leves como el estadio inicial de un resfriado, una herida leve, como una contusión, una herida por roce o una picadura de insecto, por ejemplo. Para ello, resultan adecuados productos con una potencia de D_6 o D_{12}.

No obstante, se desaconseja en cualquier caso la ingesta de remedios de alta potenciación por cuenta propia. Si sigue el tratamiento adecuado, las molestias deberían ir remitiendo al cabo de un par de días. De lo contrario, deberá acudir al médico lo antes posible. En el caso de enfermedades crónicas, puede suceder que los síntomas empeoren al empezar a tomar productos homeopáticos. Ello podría ser un indicio de que precisamente está tomando el remedio adecuado; no obstante, es posible que, en un caso dado, su médico le reduzca la dosis.

Formas de presentación de los productos homeopáticos

- ❖ Gotas = diluciones (dil.) que se preparan normalmente con alcohol a partir de las tinturas básicas
- ❖ En polvo = trituraciones (trit.) en los que el medicamento es molido muy finamente
- ❖ Gránulos = gránulos (grán.) que se elaboran prensando el polvo de los medicamentos
- ❖ Glóbulos = glóbulos (glob.), bolitas de azúcar impregnadas de la potencia correspondiente

*Para calmar las picaduras de insectos, el homeó-
pata suele aconsejar hipérico, del que se tomarán
cinco glóbulos en la potenciación C_6 cada dos horas hasta notar una mejora.*

Empleo de preparados

Los preparados son medicamentos homeopáticos en los que se mez-
clan varias sustancias y que se caracterizan por su alta eficacia. No
obstante, si se desea seguir un tratamiento en sentido estricto, se op-
tará por una sola sustancia. Aun así, suele ser difícil encontrar el
medicamento homeopático «perfecto». Por esta razón, los preparados pueden constituir una buena alternativa. En un solo producto se
reúnen diversos principios, lo que incrementa la probabilidad de
que sirva de ayuda para combatir la dolencia. También naturópatas
utilizan estos preparados con éxito.

¿Puede la homeopatía ser perjudicial?

Los productos homeopáticos pueden adquirirse en las farmacias sin
receta médica. Sin embargo, ello no debería inducir en la tentación
de automedicarse de forma sistemática sin consultar al médico, porque crea que no tienen efectos secundarios. Efectivamente, en el
caso de los medicamentos homeopáticos no se producen dependen-
cias ni efectos secundarios nocivos en el sentido habitual. Dado que
especialmente las sustancias de alta potenciación actúan de forma
reguladora en áreas importantes como el aparato circulatorio o el
sistema inmunológico, no deberían tomarse sin un mínimo de conocimientos o experiencia. Además se corre el peligro de que una
persona que no entienda de medicina infravalore los riesgos de determinadas enfermedades y que debido a una automedicación incorrecta disminuyan considerablemente las posibilidades de curación.

Colabore en la exhaustiva entrevista que todo ho-
meópata profesional realiza antes de iniciar un
tratamiento. Infórmele de todas las enfermedades
crónicas y los medicamentos que toma de forma re-
gular, aun cuando le parezca que no tengan nada
que ver con su dolencia aguda actual.

Encontrar al homeópata idóneo

En España existe la Asociación Española de Médicos Homeópatas. Si una persona desea saber si tiene algún homeópata cerca de su domicilio, puede dirigirse a esta entidad. Previa solicitud por escrito, se le comunica el homeópata más próximo a su domicilio después de consultar una lista interna de miembros.

La Seguridad Social y la homeopatía

En algunos países europeos la seguridad social cubre las prestaciones de examen y tratamiento del paciente. De lo contrario, por lo general se ha establecido que la Seguridad Social cubre los gastos en caso de que se trate de una dolencia crónica, que no pueda curarse mediante los métodos convencionales o que no haya ningún médico de la Seguridad Social apropiado en la proximidad del domicilio del paciente. Si una persona desea seguir un tratamiento con un homeópata no adscrito, deberá solicitar a su caja de enfermedad previamente la restitución de los gastos. En este caso se le facilitará el formulario correspondiente. Para las mutuas privadas rigen condiciones similares.

Cómo reforzar la acción
de los medicamentos homeopáticos

Los pacientes pueden contribuir a que un tratamiento homeopático tenga el efecto perseguido y pueda curarse su enfermedad con éxito.

Para la terapia se dispone de diferentes medicamentos cuya aplicación debe realizarse según unas reglas determinadas. Así, existen las denominadas potencias D, C y LM, que se obtienen mediante complejos procedimientos a partir de las sustancias originales y alcohol. En líneas generales, las potencias C proporcionan efectos inmediatos, las potencias LM actúan de forma muy suave sobre las dolencias, y las potencias D bajas se hallan especialmente indicadas para la aplicación frecuente y el tratamiento en niños. En casos agudos puede prescribirse una toma cada cuarto o cada media hora hasta que se produzca una mejora. Después se reduce la dosis gradualmente de tres a una toma diaria.

Aspectos que se deben tener en cuenta al utilizar medicamentos homeopáticos

❖ Sólo podrá tomarse el medicamento en la dosis prescrita. Aquí no vale el principio «cuanto más, mejor». A veces una gran cantidad puede tener efectos contraproducentes.

❖ Los medicamentos desarrollan su acción mejor si se toman al menos media hora antes o después de las comidas o bien en ayunas al levantarse o por la noche justo antes de irse a dormir.

❖ Las diluciones deben tomarse sólo con agua o mejor sin diluir. No las diluya en otras bebidas como zumos o té.

❖ Para los gránulos y los medicamentos en polvo lo mejor es dejarlos disolverse en la boca y después tragarlos lentamente.

❖ Durante el tratamiento debe prescindirse de las especias fuertes, el café, el tabaco y el alcohol, ya que disminuyen notablemente la acción de los medicamentos.

❖ Esto también es válido para los medicamentos de todo tipo. Si debe tomar determinados medicamentos de forma regular, informe de ello a su homeópata.

Los aceites esenciales no se combinan bien con los medicamentos homeopáticos. Por esta razón, debe prescindirse de los perfumes intensos o del empleo de candiles de aromaterapia durante un tratamiento homeopático. Los caramelos de eucalipto, pastas dentífricas o pañuelos con mentol también serán tabú durante este tiempo.

Piel cuidada por los cuatro costados

Preservar una piel sana y bonita es, sin duda, un objetivo que merece la pena. Concédase, pues, alguna atención adicional de vez en cuando. Para ello, además de realizar algunos cuidados externos como baños o emplastos, es de vital importancia llevar un estilo de vida sano y mantener el equilibrio interior. La falta de ejercicio, los esfuerzos continuos y el estrés permanente, los nervios y no recuperarse de todas estas presiones no hacen sino debilitar las funciones del organismo, lo cual no tarda en reflejarse en la piel. Y, a la inversa, no sólo su aspecto externo, sino también todo su organismo y estado anímico se benefician de la actividad física y la relajación, adecuadamente alternadas, así como de masajes y de la conciencia de que «se toma tiempo para sí mismo».

Los cuidados de una piel sana no deben asociarse con la obligación, los esfuerzos y la tortura del gimnasio. Cuide de su piel y de sí mismo de forma delicada y no según el lema «hay que sufrir para ser bello».

Remedios que ponen en forma su piel

¿Acaba de restablecerse tras una enfermedad, se halla sometido a una gran presión en el trabajo o tiene la sensación de que no puede con todas las responsabilidades de su vida privada? Para regenerar rápidamente tanto el organismo como la piel, en este capítulo encontrará beneficiosos y reedificantes preparados para baño, así como mascarillas y emplastos para todos los tipos de piel. También resultan apropiados para poner rápidamente en forma la piel cuando después de una jornada estresante le apetece salir. Asimismo, se incluyen también eficaces métodos de relajación con sus correspondientes ejercicios para poder desconectar mejor y sentirse equilibrado interiormente. Si es de los que prefiere librarse del estrés y las tensiones con ejercicio físico, encontrará consejos para las actividades deportivas y aplicaciones de sauna y tratamiento hidroterapéutico especialmente apropiados para este fin, así como diferentes técnicas de masaje. Completan este programa de bienestar personal consejos de belleza y cuidados de la piel después del deporte o la sauna.

Baños para la regeneración de la piel y la psique

Unos cuidados de la piel idóneos no tienen por qué suponer una gran inversión de tiempo y dinero. La naturaleza le ofrece una serie de sustancias suaves para los cuidados de la piel de pies a cabeza. Los baños, las mascarillas y los emplastos con los principios activos adecuados no sólo confieren juventud y frescor a su aspecto exterior, sino que le ayudan a encontrar el bienestar y la armonía interior. Hace milenios las mujeres ya confiaban en el agua, los extractos vegetales, la leche, el requesón, la arcilla y el fango como elixires de la belleza. Sabían cómo utilizar estas sustancias para realzar su aspecto y convertirlos en remedios cosméticos específicos.

Así, la reina Cleopatra confió ciegamente en la acción rejuvenecedora de su gel de aloe, que mandaba preparar a partir de la pulpa de la planta espinosa del aloe, miel, agua de rosas y manteca de cerdo. La emperatriz rusa Catalina la Grande alabó los efectos del «agua de busto», que se elaboraba a partir de aceite de albaricoques, almendra y oliva, así como madera de sándalo en polvo, romero, menta y laurel, que aumentaban el tamaño de los pechos, pero que sobre todo les conferían tersura.

Talasoterapia, vitalidad del mar

«Talaso» procede de la raíz griega «thálassa», que significa mar. Por tanto, la talasoterapia es el tratamiento que utiliza el agua del mar con fines terapéuticos y, en concreto, determinados componentes para el tratamiento de la piel. Es conocido que los baños regulares en el agua del mar pueden mejorar numerosas dolencias de la piel como la psoriasis o la neurodermatitis. Por esta razón, muchas personas viajan hasta el Mar Muerto en Israel para curarse, un lago cuyas aguas se caracterizan por un alto contenido en sales y minerales. No obstante, la sal marina, los oligoelementos como el yodo y el selenio, así como algunos componentes de las algas no sólo son muy beneficiosos para la piel enferma. La talasoterapia es un remedio cosmético ideal para conservar la piel joven, con vitalidad y belleza.

La mejor talasoterapia consiste naturalmente en unas vacaciones de reposo en la costa. No obstante, si no tiene ocasión de trasladarse hasta allí, no hay nada que le impida realizar una talasoterapia en casa. Lleve el mar a su cuarto de baño. Todo lo que necesita para ello lo encontrará en la farmacia o en un establecimiento de productos dietéticos, donde disponen de sales de baño de agua marina, algas, cápsulas de minerales y otros artículos similares para su aplicación en casa. Asimismo, existen emplastos de fango de algas o de agua marina con los que puede combatir problemas de la piel como la celulitis. Pero no se acaban aquí sus posibilidades de aplicación. Puede utilizar los productos de agua marina también para problemas de circulación venosa, molestias menstruales, estrés, tensiones musculares y como emplasto para el hígado para estimular el metabolismo.

En sentido estricto la talasoterapia sólo puede sur-
tir sus beneficiosos efectos en la costa con los fac-
tores que le son propios como el clima y el agua sa-
lada. Aun así, una talasoterapia en casa también
resulta muy recomendable.
También puede aprovechar el poder del mar para
un peeling corporal en la ducha. Para ello, mezcle
dos cucharadas de sal marina con nata, y aplíque-
se esta crema en la piel húmeda mediante un suave
masaje. Se alisan las zonas ásperas, y su piel obten-
drá finalmente un aspecto rosado y bien irrigado.

Beneficios especiales del agua salada

¿En qué consiste el poder del mar? ¿Por qué influye en mayor medida en nuestro organismo que el agua dulce? La respuesta radica
en la composición especial del agua. El agua marina contiene un
gran número de minerales y oligoelementos valiosos que desempeñan funciones importantes en las células de nuestro organismo.
Éstos estimulan la regeneración celular, favorecen la eliminación de
toxinas y aumentan la irrigación, vitalizando todo el organismo. Las
sales y los oligoelementos del agua marina también refuerzan el sistema inmunológico. Las inhalaciones de agua marina estimulan la
limpieza de las mucosas de la nariz, la boca, la faringe y los bronquios. Las inflamaciones se curan más rápidamente, y las mucosas
adquieren una mayor resistencia. Los baños en agua marina también refuerzan las defensas de la piel. Los eccemas y los granos
pueden tratarse de forma suave y sin efectos secundarios, y el aspecto general de la piel mejora. Los poros se vuelven más pequeños,
y la piel más tersa y suave. Tal vez tenga cerca de Ud. unas instalaciones deportivas con una piscina de agua salada, en la que podría
beneficiarse de los efectos curativos y embellecedores para la piel
del agua salada en una atmósfera relajada. No obstante, por el bien
de su circulación no permanezca más de 20 minutos en el agua, que
suele estar bastante caliente.

El fango, la fuerza de plantas ya muertas

Todos sabemos lo relajante que resulta un agradable baño caliente. Si, además, añade al agua la fuerza concentrada del fango, no sólo aportará un gran número de sustancias saludables a su piel, sino a todo el organismo.

¿Cómo se forma el fango? Originariamente se trataba de árboles, arbustos y otras plantas que se hundieron bajo el agua hace miles de años debido a cambios orográficos y climáticos. En el fango encontramos incontables sustancias beneficiosas: gran cantidad de minerales y compuestos orgánicos como celulosa, ácido húmico e incluso hormonas. Estas sustancias tienen un efecto positivo en nuestro organismo. Estimulan la circulación, regulan el metabolismo y combaten procesos inflamatorios.

> *El extracto de fango para aplicaciones terapéuticas procede de cenagales bajos, ya que sólo éstos son ricos en minerales y presentan la composición buscada.*

Relaja y cura las dolencias de la mujer

Dado que el fango contiene estrógeno, una hormona sexual femenina, su aplicación resulta especialmente adecuada para determinadas enfermedades ginecológicas. Por esta razón, se suelen utilizar baños y emplastos de fango como terapia de reacción y regulación en los tratamientos ginecológicos. El ácido húmico del fango también refuerza la capa protectora ácida de la piel y las mucosas (por ejemplo, en la vagina). Las defensas pueden actuar mejor sobre los agentes patógenos, y la piel se vuelve más resistente. Además, el fango estimula la irrigación en la piel, favoreciendo así la regeneración celular.

En un baño de fango se reparte el calor de forma homogénea por todo el cuerpo. El calor tiene un efecto relajante, los músculos se distienden, los dolores y las tensiones disminuyen, y el sosiego y la serenidad se apoderan de todo el cuerpo. La temperatura corporal en un baño completo en fango aumenta en 1 °C. Ésta es otra de las razones por la que éstos favorecen los procesos metabólicos del organismo en mayor medida que los baños en agua. Después de un baño en fango observará que su piel tiene un aspecto más terso y rosado. Si padecía de irritación o escozores frecuentes, podrá comprobar en poco tiempo cómo desaparecen estas molestias gracias a este tratamiento.

Consejos para el baño de fango

El fango puede encontrarse en diferentes presentaciones y concentraciones. En las farmacias y droguerías se comercializan productos de fango envasados. Cuanto más concentrado y más consistencia tenga el fango, más intenso será su efecto. Por esta razón, deberá atenerse a las instrucciones de uso en cuanto a la cantidad a añadir al agua del baño. Tampoco deberá excederse de la temperatura del baño recomendada, ya que, de lo contrario, ello representa un gran esfuerzo adicional para el corazón y la circulación. Después del baño, límpiese los restos de fango bajo una ducha de agua caliente, envuélvase en una toalla de rizo grande o póngase el albornoz y repose durante un rato, a fin de que los efectos del baño de fango puedan desarrollarse de forma duradera. Concédase al menos una media hora de descanso.

Emplastos de fango

El fango también resulta apropiado para tratar diferentes partes del cuerpo. Logrará relajar las tensiones musculares en la región del cuello y los hombros y aliviar las molestias de las articulaciones. En fisioterapia los emplastos de fango han ocupado un lugar privilegiado desde siempre. Se aplican en caso de molestias reumáticas, problemas de espalda, pero también para tratar trastornos cutáneos que cursan inflamación.

Los preparados de fango para su aplicación en casa presentan un grano tan pequeño y se disuelven en el agua tan óptimamente que después no tendrá que limpiar la bañera durante horas, ni se atascará el desagüe.

Baños para la belleza y el bienestar

Los baños con los complementos adecuados son uno de los remedios cosméticos más sencillos, pero más eficaces. No sólo la piel se beneficia de estos baños, sino que también ejercen un efecto positivo en los músculos, los nervios y la circulación. Los poros se abren, se calman los granos y se prepara la superficie de la piel para el tratamiento intensivo después del baño.

A continuación se relacionan unas recetas para baño escogidas que pueden adecuarse a sus necesidades individuales.

Un baño es el modo más agradable de hacer algo para la piel y el estado anímico. Una música suave y relajante puede complementar este deleite.

Baño vitalizante con miel, leche y sal

Ingredientes: 100 g de sal marina • 1 l de leche entera • 250 g de miel

♦ Deje que corra el agua caliente en la bañera y eche la sal. Caliente ahora la leche con la miel y remuévala hasta que la miel se haya disuelto por completo. Añada este preparado al agua caliente y remuévala bien de forma que se mezclen bien todos los ingredientes. Disfrute del baño durante 20 o 30 minutos. Después dúchese brevemente con agua caliente y séquese suavemente con una toalla de rizo suave, sin frotar bruscamente. Se asombrará de lo suave que resultará su piel al tacto y el aspecto vital que tendrá.

Baño estimulante con vinagre de manzana

Ingrediente: 1/4 l de vinagre de manzana

♦ El vinagre de manzana con su suave ácido no sólo es un condimento exquisito para aderezar la ensalada, por ejemplo. Ya nuestras abuelas apreciaron sus cualidades como remedio casero con varias ventajas para la salud, entre otros, en su aplicación externa. El vinagre de manzana se caracteriza por tener un efecto astringente, es decir, constrictor. Refuerza la capa protectora ácida de la piel, la hace insensible frente a los agentes patógenos y absorbe el exceso de grasa. Por esta razón, un baño con vinagre de manzana es especialmente adecuado para pieles grasas.

♦ Añada al agua el vinagre de manzana (de venta en establecimientos de productos dietéticos) y báñese durante unos 15 minutos. No se duche después, deje que la dilución se seque sobre la piel. Más tarde puede aplicarse una loción hidratante pero no grasa.

Si padece de urticaria o un eccema por contacto, el vinagre de manzana también puede servirle de ayuda. Con cada comida beba vinagre de manzana diluido en agua, hasta que desaparezca la erupción.

Baño de salvado para una piel suave y de poro pequeño

Ingredientes: 100 g de salvado de trigo o de avena • 3 l de agua aprox.

♦ El salvado (cáscara del grano de los cereales, como del trigo o la avena) contiene un gran número de vitaminas y minerales valiosos, entre los que se cuenta la vitamina E, que ofrece protección a las células. Por este motivo, los baños con salvado son ideales para conferir belleza, suavidad y tersura a la piel. También actúan contra los poros grandes, así como contra los granos.

♦ Deje hervir el salvado de trigo o avena en agua durante 15 minutos y después cuélela. La decocción así obtenida se añade al agua de la bañera. Báñese durante 20 minutos y después no se duche ni se pase una toalla, deje que el agua con el salvado se seque sobre la piel. También puede encontrar baños de salvado como producto envasado en farmacias o establecimientos de productos dietéticos.

Baño de suero de mantequilla para las pieles irritadas

Ingrediente: 2 l de suero de mantequilla

♦ El suero de mantequilla contiene calcio, así como muchos otros minerales y oligoelementos importantes para la salud de su piel. Asimismo, presenta un alto contenido de lecitina, una sustancia beneficiosa para los nervios. En un baño de suero de mantequilla la piel se recupera de forma óptima, y se alivian estados irritados como el enrojecimiento, una erupción alérgica o eccemas. La piel tiene un aspecto general más armonioso y relajado.

♦ Vierta el suero de mantequilla a la bañera, deje correr el agua y remueva bien la mezcla. Disfrute durante unos 20 minutos del efecto calmante del baño de suero de mantequilla. Elimine con agua templada los posibles residuos del baño que hayan podido quedar sobre la piel y séquese con mucho cuidado. El suero de mantequilla es un hidratante ideal de forma que la piel no queda tirante ni escuece después del baño. Por ello, normalmente no es necesario aplicarse una crema. Sólo si su piel tiende a ser muy seca, es necesario que se aplique una loción hidratante después del baño. Procure elegir sólo productos que su piel tolere bien, es decir, que sean hipoalergénicos y que no contengan perfumes ni conservantes.

Baño reconstituyente con aceite de almendras

Ingrediente: 50 ml de aceite de almendras

El aceite de almendras dulces contiene un gran número de sustancias vitales importantes y también presenta un alto contenido en grasas. Por tanto, resulta indicado especialmente para el cuidado de pieles secas que tiendan a la descamación, las llagas y el prurito. El aceite de almendras se tolera muy bien, y prácticamente no se conocen las alergias a este aceite natural.

Para preparar este baño, compre aceite de almendras en una farmacia, una droguería o un establecimiento de productos biológicos. Añada el aceite al agua caliente de la bañera y remuévala bien. Báñese durante unos 20 minutos. Después expulse el agua del cuerpo con la palma de la mano. Así quedará una pequeña película de aceite sobre la piel, que puede masajear hasta que se absorba. De esta forma, aprovechará al máximo los beneficios de este valioso producto natural.

> *Consejo adicional: el aceite de almendras puro es excelente para tratar los codos secos con tendencia a agrietarse. Por la noche, antes de acostarse aplíquese mediante un masaje una gota de aceite de almendras en esta zona. Al cabo de dos a tres semanas, esta región habrá mejorado visiblemente y se habrá vuelto más suave. Es mejor que no realice este tratamiento por la mañana, a fin de evitar manchas de grasa en la ropa.*

Baño de limpieza con malva

Ingredientes: 50 g de flores y hojas de malva desecadas • 2 l de agua hirviendo

♦ Si tiene granos y comedones en la espalda o abscesos en los brazos o muslos, un baño especial con flores y hojas de malva puede ser de ayuda. Puede encontrar estos ingredientes en la farmacia. Gracias a los principios activos de esta planta medicinal, los poros se abren, se estimula la irrigación de la piel y se eliminan los granos de la piel de forma natural. Obtenga una decocción a partir de las flores y las hojas de malva en el agua hirviendo. Añada esta decocción al agua de la bañera y báñese durante 20 minutos. Después del baño, frótese todo el cuerpo con un guante de lufa o bien aplíquese un masaje con un cepillo de masaje de cerda de dureza media. A continuación, aplíquese una crema hidratante.

La malva tiene un efecto calmante y ha demostrado ser eficaz en caso de irritación de las mucosas de la boca y la garganta, así como de los bronquios.

Plantas medicinales y sus efectos como complemento de baño

- ❖ Cola de caballo: curativo, estimulante de los órganos del aparato urinario
- ❖ Flor de heno: estimulante de la circulación, relajante
- ❖ Lavanda: estimulante de la irrigación
- ❖ Manzanilla: antiinflamatoria, curativa
- ❖ Melisa: calmante, ayuda a conciliar el sueño, relajante
- ❖ Paja de avena: ligeramente tónica para la piel, estimulante de la irrigación
- ❖ Pinocha: relajante general, alivia en caso de catarros de las vías respiratorias superiores
- ❖ Romero: estimulante de la circulación y el metabolismo
- ❖ Valeriana: balsámica y relajante

Preparados como complementos de baño

Además de estos complementos para el baño que puede elaborar usted. mismo, también existe toda una serie de preparados listos para su uso. Especialmente los extractos de plantas medicinales, aplicados externamente mientras se bañe, ejercen efectos positivos sobre la piel, el estado anímico y todo el bienestar en general.

Mascarillas y emplastos
para una piel radiante

Para las zonas sensibles de la cara, el cuello y el pecho, realizar una cura intensiva con cierta frecuencia puede ser muy beneficioso, a fin de aportar a la piel los nutrientes y los cuidados que necesita de forma concentrada. A continuación se presentan las mejores recetas para preparar mascarillas y emplastos a partir de valiosos productos naturales.

Mascarilla de yogur

Ingrediente: 125 g de yogur natural Bio, 3% aprox. de grasas
♦ Lávese la cara a fondo y séquesela. Aplíquese a continuación el yogur natural Bio con al menos un 3% de grasas, repartiéndolo por todo el cutis de la cara y dejando libre la zona de los ojos. Deje que la mascarilla actúe unos 20 minutos y retire después el yogur con agua caliente. La piel tiene un aspecto más fresco, y las pequeñas irritaciones de la piel se han aliviado. Puede aplicar la mascarilla de yogur de 1 a 2 veces a la semana.

> *Consejo adicional: al igual que otros productos lácteos, el yogur contiene ácido láctico. Desde hace poco se sabe que el ácido láctico pertenece a los denominados ácidos alfa-hidróxidos. Estos ácidos naturales pueden combatir la formación prematura de arrugas.*

Mascarilla con tierra medicinal

Ingredientes: 3 cucharadas de tierra medicinal • un poco de agua • unas cuantas gotas de aceite de almendras
♦ Sobre el cutis de la cara previamente lavado, aplique una mezcla de tierra medicinal, que habrá preparado con un poco de agua y

un par de gotas de aceite de almendras. Puede encontrar tierra medicinal en farmacias. La consistencia de la mascarilla debería ser cremosa de modo que se adhiera bien a la piel. Aplique una fina capa de esta pasta en el cutis de la piel, dejando libre la zona de los ojos. Deje que la mascarilla actúe unos 10 minutos y aclárese después la cara con agua tibia. La tierra medicinal absorbe el exceso de grasa y confiere tersura a la piel. Por tanto, esta mascarilla resulta indicada como complemento de un tratamiento del acné.

Mascarilla de manzana y pepino

Ingredientes: 1 pepino pequeño • 2 manzanas de cultivo biológico
♦ Pele el pepino y las manzanas y rállelos. Con un paño limpio exprima algo de líquido y aplique una buena capa de esta masa de pepino y manzana sobre el cutis de la cara, dejando libre la zona de los ojos. Deje que esta mascarilla rica en sustancias vitales actúe durante 10 minutos como mínimo. Transcurrido este tiempo, retírela y aclárese brevemente la cara con agua tibia. Con este tratamiento, la piel se hidrata, gana elasticidad y parece más fresca y joven.

Emplasto con trigo triturado

Ingredientes: 100 g de trigo triturado • aceite de oliva prensado en frío
♦ Al trigo triturado añada aceite de oliva prensado en frío sin dejar de mezclar hasta que obtenga una pasta densa. Aplique esta pasta sobre la cara y el cuello ya lavados, dejando libre la zona de los ojos. Deje que el emplasto actúe durante 15 minutos y retírelo con gran cantidad de agua tibia. Este emplasto de trigo triturado beneficia especialmente las pieles secas y con descamación.

Aplicación de melocotón

Ingrediente: 2 melocotones de cultivo biológico

♦ Escalde los melocotones brevemente con agua hirviendo para poder separar la piel fácilmente. A continuación, corte en finas rodajas los melocotones pelados. Coloque las rodajas durante unos 10 minutos sobre la cara y el cuello previamente lavados. Debe procurarse que el jugo de esta fruta no llegue a entrar en contacto con los ojos, ya que puede provocar irritaciones. Después retire las rodajas y dése unos golpecitos con agua caliente en la cara. Los ácidos de frutas y los minerales específicos de la pulpa del melocotón son apropiados para el cuidado de pieles secas.

Para que los pedacitos de fruta u hortalizas de los emplastos no se le resbalen de la cara, colóquese un fino paño de algodón húmedo en la cara.

Emplasto con compota de castaña

Ingrediente: Compota de castaña

♦ Para ello, es aconsejable que utilice compota de castaña, que puede encontrar en establecimientos de productos dietéticos o en tiendas de alimentos biológicos. Reparta esta densa pasta sobre el cuello y el escote ya lavados. Deje que la compota actúe unos 20 minutos y retírela con toallitas desmaquilladoras y gran cantidad de agua. Los ácidos grasos y los minerales de la castaña ayudan especialmente a combatir la formación prematura de arrugas y el aspecto cansado o muy tenso de la piel.

Aplicación de piña

Ingrediente: 1 piña fresca

Recorte la piel de la piña. Corte la fruta en finas rodajas, sin recortar la parte central dura. Coloque las rodajas sobre el escote y el pecho. Deje que actúen durante unos 15 minutos las numerosas vitaminas, minerales y enzimas que contiene esta fruta. Aclárese después la zona tratada con algo de agua caliente. La piña tiene un ligero efecto astringente, lo que la hace recomendable en caso de piel grasa con tendencia a los comedones.

Emplasto de requesón

Ingrediente: 500 g de requesón desnatado
Antes de aplicar el requesón sobre la piel, bátalo hasta obtener una pasta uniforme. Aplíquese sobre el pecho una capa de un dedo de grosor del requesón a temperatura ambiente. Deje que este emplasto actúe 15 minutos. Después retírelo con abundante agua caliente. El requesón confiere firmeza al tejido, suaviza la piel y estimula la irrigación en el tejido de la dermis. Asimismo, el requesón presenta un alto efecto antiinflamatorio. Puede aprovechar este aspecto cuando debido a cambios hormonales el pecho le cause algunas molestias, como, por ejemplo, antes de la menstruación. El emplasto de requesón también es un remedio casero excelente para aliviar las molestias al dar el pecho.

Los emplastos de requesón han demostrado ser eficaces en las enfermedades de la piel que cursan inflamación. Para ello, mezcle el requesón con leche o suero de leche hasta obtener una consistencia cremosa.

Reposo para la piel y la psique

Hoy en día todos sabemos lo importante que es el equilibrio psíquico y saber convivir con el estrés. Que de ello sale beneficiado el aspecto general de la piel es algo evidente. La existencia de una interrelación entre la psique y la piel es ya incuestionable.

Métodos de relajación eficaces

Entrenamiento autógeno

El desarrollo de esta técnica de relajación tiene un trasfondo dramático. El neurólogo alemán J. H. Schultz ideó este método para ahuyentar el miedo mientras permanecía en las trincheras durante la I Guerra Mundial. Poco a poco fue perfeccionando este procedimiento y estableció algunas frases que se iba repitiendo y que le ayudaban a alcanzar rápidamente un estado de relajación total. En la actualidad el entrenamiento autógeno todavía sigue funcionando del mismo modo. Se siguen formulando mentalmente frases como «el brazo derecho me pesa cada vez más», «me encuentro muy relajado» o «el corazón me late a ritmo pausado y regular» tumbado boca arriba relajadamente o sentado cómodamente en una silla, con el torso algo inclinado hacia delante y los brazos apoyados sobre las rodillas, dejando caer las manos muertas entre las piernas. Si se practican regularmente estos ejercicios de relajación, se entrena la psique de tal modo que se pueden controlar de inmediato las situaciones de estrés. En la práctica ello significa que se pueden minimizar los estados de tensión sólo con repetirse mentalmente una determinada frase positiva y que uno consigue relajarse de forma perceptible. El entrenamiento autógeno tiene la ventaja de que puede realizarse en prácticamente todas las situaciones cotidianas, una vez ya se domine el método. De este modo, uno puede desconectar de lo que sucede alrededor y regenerarse. Lo ideal es aprender el método de entrenamiento autógeno en un cursillo. Algunos centros de salud o clínicas en que trabajen médicos psicoterapeutas imparten cursillos de este tipo.

> *Ante cualquier situación, las personas que dominen el entrenamiento autógeno pueden alcanzar un estado de relajación tal que les permite superar mejor el estrés cotidiano.*

Biofeedback

Esta técnica de relajación se realiza con ayuda de un aparato médico, que mediante unos sensores mide funciones fisiológicas de las que normalmente no somos conscientes, como, por ejemplo, el ritmo cardiaco, la resistencia de la piel o la tensión muscular. Un ordenador procesa los resultados de estas mediciones, que se visualizan en un monitor o bien se transforman en sonidos y ruidos, es decir, en señales acústicas. De esta forma, el paciente puede seguir de forma consciente los procesos de su organismo. Mediante un sistema de retroalimentación (feedback) aprende después a influir en ellos de forma voluntaria y a controlarlos. El biofeedback resulta indicado para combatir las tensiones debidas al estrés, ahuyentar los estados de pánico y aliviar los dolores o eliminarlos. Los estudios clínicos han demostrado la eficacia del biofeedback en los casos de síndrome del colon irritable, estreñimiento y dolor de cabeza por las tensiones. Hasta que se producen los primeros resultados, es decir, hasta que el paciente puede influir en determinados mecanismos de regulación de su organismo, deberá haber realizado varias sesiones de entrenamiento. Se calcula que después de unas 15 sesiones ya comenzará a dominar esta técnica de relajación y que podrá aplicarla incluso sin aparatos.

Un terapeuta de biofeedback debe tener una formación específica. Algunos médicos naturistas, naturópatas y médicos de la escuela tradicional incluyen el biofeedback entre los tratamientos que aplican.

La resistencia de la piel y la tensión muscular se transforman en señales ópticas y acústicas en el biofeedback, lo que permite detectar posibles tensiones o agarrotamientos.

Autosugestión y técnica de visualización

De forma similar al entrenamiento autógeno, también estos métodos trabajan con frases establecidas y representaciones gráficas mentales. La autosugestión se inspira en las experiencias del pensamiento positivo. Uno de sus objetivos principales es transmitir una actitud optimista y, por tanto, la convicción de sentirse a gusto consigo mismo. Un ejemplo: Si una persona se levanta por la mañana, se mira en el espejo y piensa «qué aspecto más horrible tengo hoy otra vez», sin duda le irá peor el día que a otra persona que al mirarse en el espejo piensa que tiene un aspecto radiante. La autosugestión puede aplicarse en cualquier situación, al mirarse en el espejo, al conducir, al conversar con otras personas o al acostarse por la noche.

Establezca sus propias fórmulas de sugestión personales, como, por ejemplo: «Me va bien. Me encuentro a gusto. Tengo energías para realizar mi trabajo». También puede sugerirle de esta forma a su psique sus proyectos y deseos personales: «Aprobaré el examen con sobresaliente» o «Conseguiré este trabajo». Procure que las frases autosugestivas sean sencillas y evite las formulaciones negativas. Así, pues, no diga: «Ya no estoy triste», sino «Estoy contento».

En caso de estrés, piense intensamente en algo agradable

El método de visualización es una técnica que cada vez se aplica con mayor frecuencia para ayudar a curar enfermedades y trastornos físicos. Así, se utiliza con gran éxito como medida complementaria en la terapia del cáncer. Mediante la técnica de visualización la persona se imagina situaciones especialmente agradables y amenas, por ejemplo, un viaje ficticio a una playa idílica, donde se ve mecida por el sol, el agua y el rumor de las olas. A continuación, procura capturar estas energías positivas y dejar que fluyan por el organismo para que puedan ejercer su efecto tranquilizador en él. Si se adquiere un buen dominio de esta técnica, se puede llegar a calmar la piel de forma localizada.

Por la noche, la relajación se ve alterada a menudo debido a las cavilaciones en torno a las tareas que deben realizarse al día siguiente. Antes de conciliar el sueño, procure desconectar de estas preocupaciones, concentrándose en lo que le ha ido bien durante aquella jornada.

Viajes mentales

Los viajes mentales constituyen uno de los mejores ejemplos de la técnica de autosugestión y visualización. Póngase música lenta, preferentemente instrumental, y siéntese relajadamente en su sillón preferido. Cierre los ojos y deje volar sus pensamientos. Imagínese su viaje ideal a un lugar en la naturaleza, ya sea una isla, la cima de una montaña, una playa o el claro de un bosque escuchando el murmullo de un arroyo. Represéntese todos los detalles con gran exactitud. Empiece recorriendo este lugar lentamente. Sienta la arena, la hierba o los guijarros bajo la planta desnuda de los pies. Deténgase un rato a experimentar todas estas sensaciones, tomándose todo el tiempo necesario para ello. Perciba la embriagadora sensación cuando la brisa fresca le acaricie la piel de la cara. Relaje las facciones de la cara. Tal vez llegue a dormirse. Ello significaría que se ha relajado por completo. Al cabo de un rato, vuelva a la realidad, se encontrará más relajado y renovado.

Los viajes mentales abren la puerta a nuestro interior. No sólo permiten liberar fuerzas inconscientes, sino que también pueden comportar cambios externos e internos.

Relajación mediante fotografías

Si es demasiado intranquilo, probablemente este método le resulte más fácil de seguir. En un libro de fotografías escoja un paisaje agradable en el que le gustaría encontrarse. Esta fotografía debería ser muy detallada y no mostrar personas que pudieran distraer su atención. Adopte una postura cómoda y concéntrese durante un rato en respirar de forma consciente y pausada, a fin de relajarse y liberar la mente de preocupaciones y pensamientos. Imagínese que «se introduce» en la fotografía. Tal vez de niño haya leído «Mary Poppins» o haya visto la película y puede recordar la escena en que se introduce en una imagen y vive una plácida tarde en aquel lugar imaginario. Muévase ahora por el paisaje de la fotografía, camine por él notando la tierra bajo los pies y el viento en la cabeza y la cara. Vaya hasta el horizonte y compruebe lo que se esconde detrás del final de la fotografía, qué paisaje hay allí detrás. Cuando ya haya tenido suficiente, vuelva a la realidad. Se sentirá animado y relajado y pensará en otras cosas.

Una fotografía en concreto ayuda a los neófitos a entrar en el mundo de la imaginación, que le permitirá acceder a su subconsciente.

Relajación muscular progresiva según Jacobson

En la misma época en que se desarrolló el entrenamiento autógeno en Alemania, en Estados Unidos Edmund Jacobson creó la relajación muscular progresiva. Este psicofisioterapeuta se dio cuenta de que existía una relación entre las tensiones psíquicas como el miedo o el estrés y el agarrotamiento de determinados músculos. Así, es característico en las personas miedosas que mantengan los hombros encogidos. Esta postura provoca a la larga un endurecimiento y un agarrotamiento de los músculos del cuello. No obstante, al invertir la secuencia carga psíquica-agarrotamiento muscular es posible eliminar las tensiones, es decir, si se siguen unos ejercicios de tensión y relajación de los músculos, ello redunda positivamente en la psique. Al igual que en el resto de técnicas de relajación, también en este caso el efecto es mayor cuanto más se practique el método. Éste resulta especialmente indicado para aquellas personas a las que les cuesta relajarse mediante técnicas de meditación. Cuanto más tenso y estresante sea su trabajo, tanto más importante será planificar de forma regular los ejercicios de relajación muscular en el transcurso del día. Éstos son excelentes para animarse por la mañana y afrontar el día con mayor optimismo. Pero también puede aprovechar un descanso en el trabajo para eliminar el agarrotamiento debido al largo rato en que se permanece sentado o las tensiones internas relacionadas con las contrariedades o la presión del tiempo. Por la noche, la relajación muscular le ayuda a desconectar y a sosegarse.

La tensión y la relajación caracterizan el curso de la vida y de la rutina. Jacobson aprovecha esta polaridad para tomar conciencia de todos los músculos y llegar a la relajación física y psíquica gracias a esta conciencia de nuestro cuerpo.

Ejemplo de un ejercicio
Para realizar el ejercicio es preferible que se tumbe boca arriba. Cada tensión debe incrementarse gradualmente y mantenerse durante unos cinco segundos. En la fase de relajación, que dura alrededor de medio minuto, debe prestarse atención a las sensaciones que se producen en el músculo relajado: hormigueo, calor o una agradable pesadez. Cada ejercicio puede repetirse una o dos veces. Para dominar perfectamente esta técnica de relajación, debe calcularse un entrenamiento de iniciación de cuatro semanas aproximadamente. Para aprender la técnica de relajación muscular según Jacobson, es mejor hacerlo en un cursillo. Algunas entidades de formación de adultos, consultas de médicos o centros de asesoramiento psicológico los imparten.

Ejercicios para la relajación muscular progresiva según Jacobson

- ❖ Levante las cejas, mantenga la tensión y relájese de nuevo.
- ❖ Ensanche los labios, mantenga un momento esta posición y después relájelos de nuevo.
- ❖ Tense la zona anterior del cuello avanzando la barbilla y relájela de nuevo.
- ❖ Tense los antebrazos cerrando los puños y después relájelos.
- ❖ Flexione los brazos tensando los bíceps y relájelos de nuevo.
- ❖ Extienda los brazos tensando los tríceps y estirando el dorso de las manos hacia abajo y relájelos después.
- ❖ Encoja los hombros, tense los músculos de los hombros y relájelos a continuación.
- ❖ Presione la parte posterior de la cabeza contra el suelo, tense los músculos del cuello y relájelos después.
- ❖ Tense los músculos de la cara apretando los dientes y cerrando los ojos y relájese después.
- ❖ Tire de los omóplatos hacia la columna vertebral tensando los músculos de la espalda y relájese de nuevo.
- ❖ Contraiga el abdomen tensando los músculos abdominales y relájese después.
- ❖ Apriete las nalgas y relájelas de nuevo.
- ❖ Tense los músculos y luego relájelos.
- ❖ Estire el empeine de los pies hacia abajo tensando los músculos de la pantorrilla y relájese después.
- ❖ Flexione los pies con los dedos mirando hacia arriba tensando los músculos de la espinilla y después relájese de nuevo.

170

Después de una iniciación a la relajación muscular según Jacobson, también puede entrenarse con casetes de ejercicios. Dispone de una amplia variedad de estos, desde los que resultan adecuados para el breve descanso en la oficina hasta extensos programas para realizar en casa.

Efectos positivos para el aspecto externo

En todos estos procedimientos se relajan profundamente los músculos de la cara, lo que ayuda a combatir la formación de arrugas. Pero no sólo debe preocuparse de su cara y sus gestos cuando realice estos ejercicios. Compruebe varias veces al día si tiene la cara relajada o si se encuentra tenso debido al estrés o los contratiempos. Se sorprenderá al ver cuántas veces tensa los músculos de la cara, favoreciendo así la formación de arrugas. Especialmente antes de dormirse es necesario relajarse por completo, no darle vueltas a las preocupaciones y procurar que la cara, al igual que el resto de partes del cuerpo naturalmente, se encuentre totalmente relajada.

El ejercicio, oxígeno para una piel saludable

El deporte y la sauna ponen en forma a la piel

El deporte y la sauna aportan una gran energía a la piel. Ello se debe a los procesos microcelulares que se desencadenan en el organismo durante el ejercicio al aire libre y como consecuencia de una intensa sudoración alternada con temperaturas bajas.

Al igual que el resto de células del organismo, las células de la piel dependen del suministro de sustancias vitales. Entre éstas destaca el oxígeno. Estimula el metabolismo de las células, acelera su regeneración y repara los pequeños daños que hayan sufrido. Todo el mundo sabe, por ejemplo, que las lesiones superficiales se curan mejor y de forma más rápida al aire libre. Ello se debe de nuevo al oxígeno, que fortalece las células.

Para aportar al organismo y así a todas las células una gran cantidad de oxígeno, el ejercicio físico es lo ideal. Al realizar una actividad física, es necesario respirar con mayor frecuencia y más profundamente, lo que permite que llegue más oxígeno a la sangre. Científicos del deporte han descubierto que, por ejemplo, al practicar jogging los pulmones reciben hasta diez veces más de aire y, por tanto, de oxígeno que en estado de reposo.

El deporte tonifica la piel, refuerza los músculos y permite expulsar las toxinas más rápidamente. También ello contribuye a disfrutar de una piel de aspecto más limpio.

Desde los alvéolos pulmonares el oxígeno pasa a la sangre, que se encarga de transportarlo hasta las células de todo el organismo. Por tanto, el ejercicio físico y el deporte constituyen un verdadero reconstituyente para la piel. Después de una hora de entrenamiento ya puede comprobar cómo la piel tiene un aspecto más resplandeciente, más saludable y que las arrugas se han suavizado. La causa principal de todo ello, naturalmente, es el oxígeno. Al realizar un intenso ejercicio físico, los capilares de la piel reciben una mayor irrigación y, por tanto, una mayor cantidad de oxígeno. Asimismo, la sudoración también actúa como una cura de rejuvenecimiento. La humedad adicional sobre la piel abre un poco la capa córnea, la piel adquiere un aspecto más terso, y el tejido conjuntivo y los músculos se fortalecen.

El oxígeno es el elixir de la belleza número uno para la piel. Ninguna otra terapia proporciona una irrigación mejor que el ejercicio físico diario al aire libre.

El ejercicio de resistencia aporta mejores resultados

Así, pues, aparte de unos cuidados apropiados y una alimentación adecuada, el deporte es una verdadera fuente de la juventud. Si bien en la medicina alternativa existen terapias de oxígeno, por las que se extrae sangre, se enriquece con oxígeno y después se restituye al organismo, estos métodos terapéuticos no deben aplicarse más que en casos muy especiales, es decir, en personas muy enfermas incapaces de aportar oxígeno adicional a su organismo mediante ejercicio físico. Una media hora diaria de ejercicio de resistencia, por el que se logra sudar mucho, es ideal. El jogging, el ciclismo, la natación, el remo, el esquí de fondo, la gimnasia al aire libre y caminar a paso rápido son modalidades deportivas óptimas para este fin. Dado que el oxígeno fresco en cantidad suficiente lógicamente sólo se da al aire libre en zonas verdes o bosques sin contaminar, es aconsejable que practique sus actividades deportivas en estos lugares. El entrenamiento en un gimnasio es, sin duda, mejor que no hacer nada de deporte, pero no puede reemplazar el ejercicio físico al aire libre. Trate de pasar el máximo de horas al aire libre, realice una larga excursión el fin de semana, por ejemplo, en la que al menos pase seis horas afuera. De esta forma, las células de su organismo conseguirán realmente repostar oxígeno. Además del aumento del rendimiento del corazón, el aparato circulatorio y el resto de órganos, la piel también se beneficiará visiblemente de estas actividades. Lo importante es que escoja los deportes que sean de su agrado y que vaya variando de vez en cuando.

Los cuidados de la piel y el deporte

Unos cuidados de la piel apropiados son muy importantes cuando se realiza deporte. Para que su piel pueda beneficiarse del aire libre y del ejercicio físico, debería tener en cuenta algunos aspectos:

♦ Desmaquíllese antes de comenzar a realizar el entrenamiento, ya que de esta forma los poros podrán respirar adecuadamente. Además, al sudar el maquillaje se correría.

♦ Después de desmaquillarse, aplíquese una crema de día sencilla y no demasiado grasa. Si se entrena al aire libre, deberá tener en cuenta la protección solar. Elija un producto de alto factor de protección solar, ya que el sudor sobre la piel podría incrementar el efecto de los rayos ultravioleta, y las quemaduras solares podrían no tardar en producirse. Por otro lado, no debe olvidarse de que si está nublado también pasa un porcentaje de los rayos a través de las nubes. En consecuencia, la protección solar sigue siendo importante aun cuando no haga tan buen tiempo. Si hace frío, protéjase la piel con una crema especial contra el frío que contenga un alto porcentaje de grasas.

> *Sólo una piel limpia puede beneficiarse del aumento de la irrigación debido al ejercicio físico. Únicamente así y con la ayuda del sudor, podrá transportar las toxinas desde las células a la superficie.*

Los cuidados de la piel después del deporte

También después del deporte la piel precisa de cuidados especiales:

♦ Después de una buena sesión de sudor, lo ideal es lavar la piel con agua templada y un jabón de pH neutro. El sudor arrastra toxinas y restos de suciedad de los poros, y se desprenden las células muertas de la piel. Si se quedan en la piel, pueden llegar a obstruir los poros y, al mismo tiempo, se darán las condiciones óptimas para que proliferen las bacterias y los agentes patógenos.
♦ En cualquier caso, después de lavarla, aplíquese una crema de día acorde a su tipo de piel, ya que al sudar la piel también pierde agua que ahora debe restituir.

La sauna, calor controlado para la piel

Ir a la sauna después del deporte no sólo es ideal para la piel, sino para la salud de todo el cuerpo. La sauna le pone en forma, y sobre todo en invierno debería planificar una sesión por semana.

Aplace la visita a la sauna si nota que está a punto de resfriarse o tiene una infección. Si el organismo se encuentra debilitado, el esfuerzo para la circulación es muy alto, y favorece que la enfermedad acabe recrudeciéndose.

Efectos positivos de la sauna

❖ El cambio brusco entre calor y frío fortalece los vasos sanguíneos de la piel. La piel se irriga mejor, se eliminan las toxinas, y se estimula su renovación. La piel se vuelve más tersa y suave.

❖ El calor de la sauna permite que las mucosas se irriguen mejor. Éstas constituyen importantes «centinelas» de nuestro sistema de defensas, que resultan reforzadas gracias a esta saludable práctica.

❖ Debido a las altas temperaturas de la sauna, la temperatura corporal aumenta en 1 ºC aproximadamente. De esta forma, todo el metabolismo recibe una verdadera inyección de energía.

❖ El calor elimina el agarrotamiento muscular y favorece la relajación al dilatar los vasos sanguíneos. Una buena medida contra las agujetas después del deporte.

175

Aspectos que se deben tener en cuenta en las sesiones de sauna

Sólo podrá beneficiarse de estos efectos positivos si realiza correctamente la sesión de sauna.

En primer lugar, ello comporta que se reserve al menos dos horas. Antes de entrar en la sauna por primera vez, deberá ducharse y lavarse bien el cabello. Esto no sólo es importante a efectos higiénicos dentro de la sauna, sino que también es conveniente para el cabello. De este modo, se eliminan los restos de laca o gomina, que podrían deteriorar y volver frágil al cabello. También deberá desmaquillarse minuciosamente y eliminar todos los restos de rímel, etc. antes de entrar en la sauna. De lo contrario, estos productos químicos podrían penetrar en la piel y provocar irritaciones. Después de ducharse, debe secarse bien, puesto que si entra con la piel mojada, sudará mucho más tarde, ya que la humedad sobre la piel enfría al principio el cuerpo.

Baño de pies caliente

Atención: No entre en la sauna con los pies fríos, ya que ello podría afectar a los músculos vasculares. En lugar de la vasodilatación perseguida, el calor de la sauna podría provocar una constricción de los vasos sanguíneos. Entre las posibles consecuencias que podrían derivarse de ello destacan los problemas de circulación y los trastornos de irrigación. Antes de entrar en la sauna, realice un baño de pies a una temperatura entre 35 o 40 ºC. En las saunas normalmente disponen de pilas para este fin.

La primera vez que entre en la sauna permanezca durante unos 10 minutos. Cuando comience a sudar de verdad, es decir, también en la espinilla –porque normalmente esta parte es la última que empieza a sudar–, puede irse a refrescar. Si advierte que tiene problemas de circulación o no comienza a no encontrarse bien, deberá abandonar la sauna y salir a respirar aire fresco.

A la primera estancia en la sauna le sucede la fase de enfriamiento. A partir de aquí ya no existen reglas estrictas. Lo importante es que se le refresquen las piernas, los brazos, el torso y la espalda. Si es especialmente sensible, puede ducharse primero con agua

agua tibia y después con agua fría. Los más experimentados gustan de bañarse en la piscina de agua fría. Luego debe secarse bien, respirar aire fresco y reposar en el área de descanso. Tras la pausa de relajación, cuya duración variará en cada caso, se entra de nuevo en la sauna. El procedimiento es el mismo que antes. Los más asiduos a la sauna suelen entrar incluso hasta tres veces, intercalando cada vez las pausas de enfriamiento y reposo. Por otro lado, en la sauna se puede llegar a perder hasta 30 gramos de sudor por minuto. Por tanto, deberán restituirse estos líquidos después de la sauna, preferentemente con agua mineral, que también podrá mezclarse con zumo de frutas. De este modo, se regula el metabolismo hídrico y de minerales del organismo de forma óptima.

Los golpes de vapor en la sauna resultan muy beneficiosos. El aire seco se vuelve extremadamente húmedo debido al agua que se evapora. Esto es muy beneficioso para la piel y los órganos del aparato respiratorio, ya que actúa como un baño de vapor. Si bien parece que el calor es mucho mayor y se suda más debido a la humedad, la piel se irriga mejor, la capa superior de la piel se limpia a fondo gracias al sudor y la humedad, y se estimula su regeneración.

El cambio de caliente a frío es el mejor entrenamiento vascular. No sólo mantiene tersa la piel, sino que evita que los vasos se debiliten.

Ahora es cuando un emplasto resulta especialmente beneficioso

También la piel necesita cuidados especiales después de la sauna. Sobre todo las pieles secas pierden gran cantidad de grasas e hidratación con el sudor. Así, pues, mime su piel con una buena loción corporal, por ejemplo, con aloe vera, o un aceite. Aplíquesela mediante un suave masaje. Si tiene tiempo, puede aplicarse una mascarilla o un emplasto, por ejemplo, de germen de trigo. Ahora es cuando la piel se encuentra especialmente receptiva para un buen tratamiento.

Muchos aficionados a la sauna se pesan antes y después de la sesión. No obstante, no se deje engañar por las grandes pérdidas de peso que suele marcar la báscula –a veces de hasta tres kilogramos–. Se trata principalmente de la pérdida de líquidos, que el organismo recupera enseguida después de la sauna al beber y comer. Con todo, la sauna constituye una ayuda para adelgazar, ya que estimula el metabolismo de forma duradera.

Suaves masajes para la irrigación de la piel

Los masajes constituyen un modo agradable de estimular la piel suavemente, por un lado, y de aumentar el bienestar, eliminar el estrés cotidiano y de relajarse a fondo, por otro. Conseguirá un resultado óptimo si es su pareja quien le hace el masaje, puesto que así podrá entregarse por completo a este método de relajación al notar cómo se aflojan los músculos en tensión y se propaga una agradable sensación de calor, así como de serenidad y lasitud. No obstante, si se aplica Ud. mismo el masaje, también éste es muy relajante y, por tanto, debería figurar en su programa de cuidados corporales.

Los masajes regulares pueden ayudar a mejorar problemas como granos, manchas, irritaciones o celulitis o incluso a eliminarlos con el tiempo. Para el masaje corporal existen diversos aceites lociones o geles compuestos por valiosos ingredientes como extractos vegetales o vitaminas que refuerzan el efecto estimulante de la irrigación y desintoxicador del masaje.

El masaje es más eficaz si se realiza por la mañana o por la noche después de la limpieza corporal. Resérvese suficiente tiempo para ello. Si el masaje se efectúa rápida y superficialmente, poco podrá aportar y, en especial, a su estado anímico. Concédale, pues, más importancia a la sesión del masaje y prevea de media a tres cuartos de hora.

Cómo aplicarse un masaje correctamente

❖ Utilice un cepillo de cerdas de plástico o naturales no muy duras o bien un guante de lufa.

❖ Comience por el pie derecho y masajéese la pierna mediante lentos movimientos circulares hasta la cadera. Proceda del mismo modo con la pierna izquierda.

❖ A continuación, masajéese del mismo modo los brazos derecho e izquierdo, es decir, lentamente y con movimientos circulares. Procure siempre cepillar desde la periferia en dirección al corazón, ya que de este modo favorece la circulación sanguínea en las arterias de forma óptima.

❖ Ahora es el turno de las nalgas. Si permanece sentado durante muchas horas al día, puede aplicar un masaje más intenso en esta zona para estimular bien su irrigación.

❖ En el abdomen, en cambio, debe tener más cuidado, sobre todo, si es sensible y sufre de retortijones. En ese caso, debe comenzar el masaje muy suavemente y con el tiempo podrá incrementar la intensidad con cuidado conforme vaya encontrándose mejor y tolere bien el masaje.

❖ El masaje de espalda resulta especialmente agradable para la mayoría de personas. Pero para éste necesitará que se lo aplique alguien que se reserve un poco de tiempo para usted. También puede realizarse Ud. mismo el masaje con un cepillo de mango largo, pero es evidente que no resultará tan reconfortante. En la espalda también deben realizarse movimientos circulares, tanto a la derecha como a la izquierda de la columna vertebral.

❖ Para relajar la región abdominal y estimular las grandes vías nerviosas que parten de la médula espinal, es conveniente detenerse un poco más en la región lumbar y la zona del coxis y aplicar un masaje más intenso.

❖ Al cabo de poco rato, advertirá los efectos especiales del masaje. Al principio, notará un agradable cosquilleo en la piel y después cómo va extendiéndose el calor por el pecho y el abdomen.

❖ Finalmente, se encontrará muy relajado, y ya no quedará rastro alguno del estrés.

Un aceite para masaje no sólo constituye un producto para el cuidado de la piel, los aceites esenciales que contiene también influyen en nuestro estado anímico.

Masaje de agua bajo el chorro de la ducha

Muchas duchas modernas disponen de un cabezal mediante el que puede regularse la intensidad del chorro de agua. También en las saunas y en las instalaciones de baños de vapor existen duchas de masaje especiales. El chorro de masaje resulta especialmente indicado para estimular la irrigación de la piel y masajear los músculos suavemente. Sobre todo en la región del cuello es muy beneficioso al combatir las tensiones y los dolores de cabeza. Un fuerte chorro de agua, por su parte, es excelente para el masaje de zonas problemáticas como las nalgas o los muslos. Preste atención en este caso a que el chorro de masaje no sea demasiado intenso, de forma que no cause microlesiones del tejido en las zonas más sensibles como el abdomen o el pecho. El agua tampoco deberá estar demasiado fría ni demasiado caliente. La temperatura ideal se halla entre 25 y 30 °C.

Si padece de varices o de venas varicosas, cepíllese las zonas afectadas muy suavemente. De lo contrario, una mayor irrigación debida al masaje aumentaría todavía más el número de vasos dilatados.

Duchas frías

El agua fría tiene un efecto estimulante. Burbujea en la piel, no ataca a la película protectora de la piel y le confiere rigidez y depura la estructura de la piel. Por esta razón, las duchas frías no sólo son refrescantes, sino que también estimulan la regeneración de las células de la piel y fortalecen en general tanto el sistema inmunológico como las defensas de la piel. Las duchas frías de la cara y el torso son especialmente revitalizantes y confieren tersura y frescor a la piel. El agua no debería tener una temperatura inferior a 18 °C, y el chorro de agua no debería ser demasiado intenso. Lo mejor es el chorro aireado que puede seleccionarse en el cabezal, un flexo o bien un tubo de empalme. Comience la ducha por las extremidades, es decir, lejos del corazón y por el contorno del cuerpo. Primero empiece por las piernas, luego siga con el abdomen y las nalgas, después los brazos y finalmente el torso. Dirija el chorro primero hacia las extremidades por los contornos. Así, por ejemplo, comience por el dorso de las manos y prosiga por el brazo pasando por el codo hasta los hombros. Después proceda con la parte interna.

Alternancia de duchas frías y calientes

La alternancia de duchas de agua fría y caliente constituye un antiguo método eficaz, que ya el párroco naturista Sebastian Kneipp aplicaba para fortalecer el cuerpo, estimular los procesos metabólicos y procurar una buena irrigación de la piel. En primer lugar, dúchese con agua caliente durante dos minutos (temperatura entre 37 y 40 °C) y después con agua fría durante 10 a 20 segundos (temperatura no inferior a 18 °C). Puede repetir este procedimiento varias veces. Al final acabe siempre con una ducha de agua fría. Después de este tratamiento, séquese bien y aplíquese una crema hidratante.

Al cabo de un rato advertirá el tono rosado que adquirirá su piel y lo suave que resulta al tacto.

La terapia Kneipp también está enfocada al ser humano como un todo. Consta de cinco componentes: la hidroterapia, la fototerapia y aereoterapia, la terapia del movimiento, la terapia de la alimentación y la terapia del orden.

Masaje de cepillado en seco

El masaje de cepillado en seco es muy eficaz, y no necesita mucho equipamiento para ello. Basta con un cepillo o un guante para masaje, según lo que le apetezca más. Habitúese a realizar el cepillado a diario. Este masaje proporciona sus mejores efectos si se realiza antes de lavarse o ducharse, ya que gracias al suave masaje se eliminan las células muertas de la piel, y la piel se vuelve suave y muy receptiva para los principios activos nutrientes. El cepillado en seco no sólo es beneficioso para la piel, sino que también tiene efectos positivos en el metabolismo y la irrigación.

Aceites y geles, todo un regalo para su piel

Cuando se estimula la microcirculación de los pequeños capilares del cabello, las sustancias nutritivas pueden llegar mucho mejor hasta las capas profundas de la piel y desplegar allí su acción. Por ello, un masaje en combinación con un buen aceite o gel resulta especialmente eficaz. Muchos productos de calidad para masaje contienen vitaminas y minerales, así como principios activos vegetales que depuran el aspecto de la piel y le confieren tersura en la zona de los pechos, el abdomen, las piernas y las nalgas. Algunos productos para masaje proporcionan además un termoefecto, es decir, estimulan intensamente la irrigación de la piel, y ésta se calienta. Su aplicación regular permite eliminar incluso los molestos michelines y alisar la piel de naranja, siempre y cuando se cuide la dieta, se haga ejercicio y se duerman horas suficientes. Utilizar un aceite, una crema o un gel, eso ya depende de sus preferencias personales. Así, existen geles corporales con extractos de algas que favorecen la desintoxicación de los tejidos y la eliminación de las retenciones de líquidos en gran medida. Pero también sustancias vegetales como el pino, el arce o la cola de caballo mejoran la elasticidad de la piel, confiriéndole tersura y suavidad.

Para un masaje muy nutritivo para pieles secas, mezcle 60 ml de aceite de almendras, 40 ml de aceite de aguacate, 20 ml de aceite de germen de trigo y 10 ml de aceite de jojoba, que puede perfumar con un par de gotas de un aceite esencial. Antes de usar esta mezcla, agítela ligeramente para que todos los aceites se mantengan bien mezclados.

El masaje de plantas medicinales reanima las piernas

Tras una larga jornada de trabajo y si ha tenido que permanecer de pie durante largo rato, sentirá que le pesan las piernas y que están derrotadas. Un masaje especial con cremas o geles de plantas medicinales le reanimará de nuevo las piernas y le reforzará las venas al mismo tiempo. Los preparados con extractos de árnica, acacia, raíz de iris, rusco o castaña han demostrado ser eficaces para la irrigación y el fortalecimiento de las venas. Después de ducharse o bañarse, ponga las piernas en alto y aplíquese suavemente el preparado hasta que se absorba mediante un masaje de movimientos circulares desde los pies hacia arriba hasta la cadera.

El cepillado o el masaje regular de la piel no sólo limpia su aspecto, al eliminar las células muertas, sino que también confiere rigidez al tejido conjuntivo, contribuyendo así a la tersura y la apariencia juvenil de la piel.

Masaje de pies, bienestar general

También los pies necesitan ciertos cuidados, sobre todo, si los desea mostrar en verano, ya sea llevando sandalias o cuando vaya descalzo por la playa. Concédales, pues, un regalo como un baño revitalizante, al que habrá añadido un par de gotas de aceite de lavanda o romero. Después del baño, présteles algunos cuidados como eliminar la piel endurecida sobrante con una lima especial o piedra pómez y aplicarle una buena capa de crema después, como, por ejemplo, una crema podológica que contenga extracto de pinocha. Para rematar de forma sublime estos cuidados, puede realizarse un masaje de la planta de los pies presionando y masajeándose suavemente las carnosidades del pie y la yema de los dedos. La planta del pie une varias terminaciones nerviosas y vasos sanguíneos, por lo que es muy sensible al tacto. El masaje no sólo favorece la movilidad de los pies, sino que también estabiliza la circulación y evita las inflamaciones. Al realizarlo, sostenga el pie con una mano y mediante movimientos circulares con el pulgar vaya desplazándose desde la carnosidad del pie hasta el talón. En el empeine aplíquese un masaje desde el centro del pie hacia afuera. O bien deje que su pareja le mime con un masaje de pies. Luego se encontrará totalmente relajado y a gusto.

Los problemas de la piel
de la A a la Z

La piel está sometida a diversas influencias externas. Ello puede traducirse en forma de pequeñas alteraciones como granos, pero también en forma de graves enfermedades, que deben ser tratadas por un médico.

Acné

El acné es un trastorno de la piel que irrumpe con frecuencia al principio de la pubertad. En algunos casos excepcionales puede llegar a aparecer incluso antes, por ejemplo, tras un tratamiento con medicamentos u hormonas (cortisona, hormonas sexuales). Normalmente esta alteración va desapareciendo gradualmente después de la pubertad.

Los síntomas

- ❖ Pápulas rojas e inflamadas (granos, pústulas)
- ❖ Supuración frecuente
- ❖ Cicatrices en algunos casos

Varios desencadenantes

Se desconoce lo que verdaderamente causa el acné. No obstante, existe un gran número de factores que pueden considerarse desencadenantes de esta alteración.

♦ Factores hormonales: Los cambios hormonales propios de la pubertad constituyen un factor fundamental.

♦ Factores genéticos: Determinadas características congénitas como, por ejemplo, la tendencia a una piel grasa, favorecen el acné.

♦ Trastornos digestivos: Los trastornos del aparato digestivo, como el estreñimiento, también influyen en su aparición.

♦ Factores psíquicos: También el estado anímico influye en la piel. Los temores y la inseguridad propios de esta edad en que se despierta a la sexualidad pueden causar acné.

Cuando en la pubertad se produce una mayor cantidad de hormonas masculinas, aumenta la secreción de sebo. Esta grasa fluida es un caldo de cultivo para determinadas bacterias que disocian los lípidos. Los ácidos grasos que resultan de esta reacción dan lugar a las alteraciones inflamatorias del acné.

¿Cómo se manifiesta el acné?

El acné suele afectar sobre todo al rostro, la espalda y el pecho. Bajo la cintura prácticamente nunca se da. Esta enfermedad se origina en las glándulas sebáceas. Cuando los conductos exteriores se encuentran obstruidos por comedones, se forman pápulas enrojecidas e inflamadas. Éstas pueden curarse o bien formar pus y causar pequeñas cicatrices posteriormente.

El acné se puede presentar de diversas formas. Los adolescentes se ven afectados normalmente por el tipo más suave, el acné comedónica, en el que se forman principalmente comedones. Si el cuadro incluye varios granos inflamados, se habla entonces de acné papulosa o papulopustulosa. Algunos sufren la forma más grave, el acné conglobata. En este caso se producen fuertes inflamaciones, se forman pústulas y pápulas rojas de gran tamaño, que pueden supurar o sangrar y dar lugar a cicatrices.

> *El acné puede presentarse con mayor o menor virulencia. En los casos extremos pueden formarse verdaderos abscesos, que dan lugar a cicatrices al curarse.*

Otras formas del acné

Acné por aceite y alquitrán

Este tipo de acné puede producirse sobre todo en personas que, por las condiciones de su trabajo, entran en contacto con derivados de aceite o alquitrán, es decir, trabajadores de la industria de transporte de aceite, automoción o construcción (obras públicas con alquitrán). Si la piel llega a entrar en contacto con aceites lubricantes o alquitrán, se forman comedones grandes y, con menor frecuencia, pápulas o abscesos inflamados.

Cloracné

Algunas sustancias químicas como el cloro, el bromo o el yodo también pueden causar acné. El brote de este tipo de acné suele producirse como consecuencia de una especie de intoxicación, al haber inspirado estas sustancias o haber llegado éstas hasta el tubo gastrointestinal en altas dosis. En los niños y los adultos muy sensibles, puede ponerse de manifiesto el cloracné si frecuentan la piscina, especialmente si se trata de instalaciones cubiertas cuyas aguas se someten a menudo a una intensa cloración como medida de desinfección.

Acné Mallorca

Este tipo de acné, también denominado acné estival, forma parte del grupo de alteraciones de la piel causadas por la acción de la luz solar y que se denominan, por lo general, intolerancia al sol o alergia al sol. En el acné estival se forman granos y pústulas acneiformes en la piel debido a los rayos solares, que desaparecen espontáneamente al cabo de un par de semanas, siempre que uno no vuelva a exponerse al sol.

Para prevenir el acné estival, utilice productos de protección solar sin grasa ni emulsionantes.

Acné neonatal

En este caso se trata de un trastorno de la piel pasajero con granitos y manchas rojas, que aparece durante los primeros meses de vida. Probablemente se deban a hormonas de la madre que le fueron transmitidas al bebé en el momento del parto. Este tipo de acné es inocuo y desaparece al cabo de un par de semanas por sí solo.

Cómo tratar eficazmente el acné

Consulte a este respecto el apartado dedicado al acné en el capítulo «Los cuatro tipos de piel y sus problemas», página 23 y ss.

Los cuidados adecuados

No deberán utilizarse cremas grasas bajo ningún concepto. En cambio, una limpieza con lociones especiales puede disminuir la inflamación. Existen diversas gamas de productos para el cuidado de la piel especializados en el problema del acné. El tratamiento a cargo de una esteticista suele dar buenos resultados, dado que sabe cómo abrir y desinfectar los comedones y los granos inflamados. Aunque pueda parecer lógico querer ocultar la piel en estos casos, el maquillaje o las cremas de día con la tonalidad de la tez obstruyen aún más los orificios de salida de las glándulas sebáceas.

Para la limpieza de la piel con acné, se recomienda utilizar lociones no alcalinas.

Cremas o lociones medicinales

El dermatólogo suele prescribir preparados medicinales, que con frecuencia dan buenos resultados. No obstante, deberá consultarse al médico la duración exacta del tratamiento, ya que algunos preparados contienen principios activos que no resultan adecuados para una terapia larga.

Comprimidos, grageas y cápsulas

Ante las formas más graves del acné es posible que deban tomarse medicamentos, como, por ejemplo, antibióticos, determinados preparados de ácido de vitamina A, incluso hormonas en el caso de las mujeres. Esta terapia sólo puede llevarse a cabo bajo un continuo control médico.

Asesoramiento psicológico

El asesoramiento psicológico tiene una gran importancia, sobre todo en el caso de los adolescentes. Una entrevista exhaustiva sobre determinados problemas puede llegar a suavizar la enfermedad. Y es que no debe abandonarse a los más jóvenes a su suerte cuando se vean abatidos por el mal aspecto de su piel. Precisamente en esta época es cuando más atención necesitan.

Alimentación y ejercicio

Aun cuando la alimentación no influya directamente en la aparición del acné, es importante procurar seguir una dieta sana y tener una buena digestión. Los alimentos ricos en fibras como los productos integrales, la fruta y las hortalizas frescas, así como los productos lácteos como el yogur, el kéfir y el suero de mantequilla no deben faltar en la dieta. Practicar ejercicio físico de forma regular estimula el metabolismo y oxigena la piel. El sol mitiga algunas formas de acné; en cambio, para otras resulta contraproducente.

Productos homeopáticos

El tratamiento homeopático puede ser eficaz para combatir el acné y eliminar sus causas. Éste, no obstante, deberá ser llevado a cabo por un especialista, ya que es harto complejo y requiere mucha experiencia. Para cada paciente debe establecerse y prepararse el medicamento específico acorde a sus necesidades y personalidad.

Para el acné también ha demostrado ser eficaz el tratamiento con la propia orina. Éste consiste en aplicarse con un tapón de algodón unas gotas del chorro central de la primera orina del día sobre los granos, que se dejarán secar sin lavarlos.

Aftas

Las aftas son pequeñas úlceras en la boca. Normalmente se producen en la lengua o en la cara interna de las mejillas. Son muy dolorosas y producen una mayor secreción de saliva. Son especialmente molestas al comer, sobre todo, platos calientes o con muchas especias.

Los síntomas

- ❖ Úlceras del tamaño de una lenteja en la mucosa bucal.
- ❖ Tono rojo claro en el borde de las úlceras
- ❖ Dolores, especialmente al comer

Dolorosas, pero normalmente inocuas

No se ha investigado a fondo lo que causa la formación de aftas. Se cree que se deben a una reacción errónea del sistema de defensas del organismo. Lo que se ha comprobado es que suelen aparecer en situaciones de estrés, es decir, en épocas en que el sistema inmunológico se encuentra debilitado. Suelen curarse del todo en una semana, aunque en algunas personas vuelven a brotar con bastante frecuencia. Si se forman úlceras de gran extensión o capas blancas encima de la mucosa bucal que no pueden eliminarse, acuda al médico. Podría tratarse de una enfermedad grave o incluso del estado incipiente de un cáncer de piel.

Opciones terapéuticas

Contra el dolor de las heridas pueden realizarse varios enjuagues al día con té de manzanilla o de altea, que previamente se habrá enfriado bien. El médico también puede prescribir productos astringentes o, en los casos más graves, pomadas con cortisona. Evite tomar café o té caliente y platos con muchas especias y dé preferencia a bebidas frías, helado y comida pasada por el túrmix. La miel tiene un efecto ligeramente antiséptico, y puede aplicársela mediante golpecitos en los puntos afectados.

Las aftas suelen formarse a partir de pequeñas heridas de la mucosa bucal debidas, por ejemplo, a mordiscos involuntarios en la lengua o la cara interna de las mejillas al comer o a quemaduras con bebidas y sopas calientes.

Boqueras (perlèche)

Las boqueras son inflamaciones de las comisuras de la boca, que no sólo resultan antiestéticas, sino que, con frecuencia, son indicio de graves trastornos del organismo. Causan dolor al hablar y al comer y tienden a abrirse una y otra vez. Pueden producirse a cualquier edad.

Los síntomas

❖ Llagas inflamadas en las comisuras de los labios
❖ Costras que se abren repetidamente
❖ Escozor

Posibles causas

Muchas pueden ser las causas de las boqueras. En las personas mayores la causa puede ser la irritación mecánica debida al mal asentamiento de la dentadura. En este caso el odontólogo o el ortopeda maxilofacial pueden aportar una solución. No obstante, las boqueras también pueden ser el indicio de una carencia de hierro o vitamina B_{12}. Asimismo, constituyen un síntoma asociado a enfermedades crónicas como la diabetes mellitus o la anemia. También es posible que el afectado sufra de una infección de hongos o bacteriana.

Opciones terapéuticas

La terapia de las boqueras debe realizarse en función de la causa, ya que, si ésta es una enfermedad crónica o una carencia, las molestias volverían a presentarse inmediatamente si sólo se tratan los síntomas. Las pomadas antisépticas con cinc o manzanilla resultan adecuadas para la aplicación tópica, y en caso de infección por hongos el médico prescribe cremas antimicóticas. Ante una inflamación avanzada con úlceras, es posible que sea necesario tomar antibióticos. Si tiende a tener boqueras, deberá procurar una máxima higiene en los vasos y los cubiertos y mantener secas las comisuras de la boca en la mayor medida posible.

> *En el caso de las boqueras es difícil mantener la lengua lejos de los puntos afectados. Pero la humedad constante impide la curación de la inflamación de las comisuras de la boca, incrementando las posibilidades de una infección por hongos.*

Callos

Los callos se deben a un engrosamiento de la epidermis. Presentan una forma típica, son redondos y de medio a un centímetro de ancho. A menudo el centro es más oscuro, por lo que tienen aspecto de ojo. De ahí su otro nombre, ojo de gallo.

Los síntomas

❖ Callosidades epidérmicas redondas del tamaño de un botón pequeño que se forman principalmente en los dedos de los pies.

Opciones terapéuticas

Los callos se forman en aquellos puntos en que se ha ejercido una presión excesiva en el tejido conjuntivo durante largo tiempo, circunstancia que se da, por ejemplo, en el caso de los zapatos estrechos. Debido al roce, se forman los callos directamente sobre los dedos de los pies o en los laterales. Por lo general, no representan un problema para la salud, pero pueden resultar antiestéticos y ser dolorosos, razón por la que deben eliminarse. No obstante, para ello no basta una lima, ya que los callos también crecen hacia dentro. En la farmacia puede encontrar parches especiales que contienen sustancias que ablandan los callos. Al cabo de un par de días de aplicación, ya es posible separar los callos con cuidado. Si con el parche no puede eliminar los callos o tiene molestias, lo mejor es que se dirija al podólogo.

> *El aceite de la planta del té tiene un efecto antiséptico y relaja la piel. Un baño de pies caliente al día en el que se disolverán de cinco a ocho gotas de aceite de la planta del té ablanda la piel y permite quitar los callos sin problemas.*

Cáncer de piel

El cáncer de piel es el tipo de cáncer más frecuente. Por desgracia, el número de enfermos de esta dolencia ha aumentado considerablemente durante los últimos años, lo que se atribuye a una mayor radiación solar debido al agujero en la capa de ozono y la exposición al sol irresponsable, especialmente por parte de las personas con un tipo de piel claro y sensible.

> *También al turismo actual se le atribuye parte de la responsabilidad del aumento en la incidencia del melanoma maligno. Los turistas procedentes del norte*

se plantan de inmediato con el avión en zonas tro-
picales, para la que su piel no está suficientemente
preparada.

Síntomas sospechosos

* ❖ Lunares de bordes irregulares, con alteraciones de color, tamaño, escozor o inflamación
* ❖ Alteraciones cutáneas enrojecidas y ásperas en zonas intensamente expuestas al sol
* ❖ Pápulas incoloras o marrón claro rodeadas de vasos dilatados
* ❖ Escamas blancas que no pueden eliminarse en las mucosas

Los grupos de riesgo

El riesgo de padecer cáncer de piel aumenta con la edad y la frecuencia con que uno se expone a los intensos rayos del sol. No obstante, también el factor genético es decisivo en relación con el grado de probabilidades de contraer esta afección. Las personas de piel clara, de cabello rubio y las que tengan lunares en gran número o poco comunes presentan un alto riesgo. Por esta razón, es importante que observen si su piel sufre alteraciones y, en caso dado, consultarlas con el médico, aun cuando éstas parezcan no tener importancia. En el caso del cáncer de piel el diagnóstico precoz es determinante. Si bien en un estadio inicial la extirpación limitada a la zona afectada es suficiente para restablecerse del todo, el pronóstico empeora sensiblemente con el paso del tiempo. Tan sólo un número muy reducido de lunares se vuelve maligno, y en la mayoría de casos el dermatólogo le podrá aliviar con un diagnóstico sin importancia, dado que detrás de los síntomas sospechosos con frecuencia se esconden tan sólo trastornos leves.

Opciones terapéuticas

El dermatólogo suele realizar una biopsia de la zona de la piel sospechosa, a fin de determinar el tipo celular. En un estadio incipiente puede realizarse la esclerosis del tumor o bien extirparse quirúrgicamente de forma ambulatoria mediante una pequeña operación. Si la enfermedad ya se encuentra en un estadio avanzado, normalmente debe operarse una zona más amplia. En algunos casos, es necesario efectuar posteriormente trasplantes de piel. Si ya se ha producido metástasis (invasión de tejido a distancia), además de la extirpación quirúrgica del tumor, cabrá contar con la administración de medicamentos y la radioterapia.

Las clases de cáncer de piel más comunes

♦ Cáncer de células basales: Este tumor, también conocido como basalioma, suele producirse en la vejez y es el tipo de cáncer de piel menos peligroso. Es relativamente benigno, ya que nunca produce metástasis. Se pone de manifiesto de formas tan distintas que, por lo general, sólo se puede emitir un diagnóstico fiable tras haber realizado una biopsia. Dado que va destruyendo tejido a medida que crece de forma incesante, es aconsejable extirparlo cuanto antes.

♦ Cáncer espinocelular: El tumor de la piel y las mucosas, también denominado espinalioma, se propaga al igual que el basalioma, pero puede presentar metástasis, es decir, extenderse por el torrente sanguíneo y el sistema linfático a partir de unas pocas células. Este tipo de cáncer tiene una mayor incidencia en los hombres que en las mujeres. Se desarrolla a partir de zonas ásperas de la piel, las de por sí inocuas queratosis. Si se extirpa pronto, las posibilidades de curación son altas.

♦ Melanoma maligno: Esta forma extremadamente maligna de cáncer de piel se desarrolla en zonas del cuerpo que normalmente están cubiertas y tan sólo a veces quedan expuestas a los rayos intensos sol, como las piernas y la espalda. El área afectada presenta casi siempre una pigmentación oscura. El melanoma produce rápidamente metástasis, por lo que disminuyen considerablemente las posibilidades de curación si se detecta tarde.

Si ya padeció un basalioma anteriormente, deberá ser muy precavido con los baños de sol y utilizar preferentemente bloqueadores de sol. En las personas mayores este factor no es tan decisivo, ya que los daños solares no provocan cáncer hasta al cabo de 30 o 40 años.

Celulitis

La celulitis, también denominada piel de naranja, es un problema característico de las mujeres. Los hombres prácticamente nunca se ven afectados por este trastorno. En la celulitis se altera el aspecto exterior de la piel, la cual deja de tener una superficie lisa y regular y en su lugar se forman pequeños abultamientos que pueden resultar muy antiestéticos.

Los síntomas

❖ Relieve irregular de la piel con pequeños bultos, sobre todo en los muslos, las nalgas y la barriga

---

La celulitis es un trastorno de la distribución de la grasa favorecido por determinadas estructuras del tejido conjuntivo. Dado que las mujeres presentan un tejido conjuntivo más blando, este antiestético problema suele afectarles en mayor medida.

197

Inocuo para la salud, desagradable para la vista

La piel de naranja no es una enfermedad, pero un verdadero problema antiestético para muchas mujeres. Se forma como consecuencia del proceso natural de envejecimiento y se deriva de la pérdida de elasticidad de la piel. Asimismo, también son decisivos los factores hereditarios, así como las características del metabolismo. Las mujeres que presentan un tejido conjuntivo débil y tendencia a las varices corren un alto riesgo de desarrollar también celulitis. La falta de ejercicio, el sobrepeso y una alimentación desequilibrada con muchos dulces y grasas, en lugar de hortalizas y frutas crudas y productos integrales, refuerzan la celulitis. Durante el embarazo también se aflojan las estructuras del tejido conjuntivo de la piel debido a los cambios hormonales, elevando así el riesgo de formación de celulitis.

Cuanto más tejido adiposo subcutáneo exista, más acentuada será la piel de naranja. A través del distendido tejido conjuntivo los panículos adiposos se aprecian como bultitos desde fuera. Esta alteración cutánea es más frecuente en el área de las nalgas, la barriga, las caderas y los muslos, precisamente porque es en estos lugares donde el organismo femenino acumula una mayor cantidad de grasas.

Gran variedad, aunque normalmente con resultados limitados

La industria cosmética inunda el mercado de geles, cremas y lociones que supuestamente son eficaces contra la celulitis. Con la liposucción, la acupuntura, el tratamiento con calor, la electroestimulación y muchas otras técnicas se trata de poner freno a la piel de naranja. Los resultados de la mayoría de productos y procedimientos son reducidos y, por lo general, duran muy poco.

Opciones terapéuticas

La única posibilidad de combatir la celulitis es una alimentación sana y mucho ejercicio físico. Una dieta rica en fibras y vitaminas con muchas hortalizas y frutas frescas, así como productos integrales, proporciona a la piel todas las sustancias vitales que precisa, manteniéndola delgada. Procure seguir una dieta pobre en sal (la sal fija el agua, lo que provoca su retención en los tejidos), beba una gran cantidad de líquidos (infusiones de hierbas sin endulzar y agua mineral) y realice de vez en cuando un cura de desintoxicación durante un día, por ejemplo, comiendo sólo fruta o sólo arroz. Haga tanto ejercicio como le sea posible, preferentemente al aire libre. La natación, ir en bicicleta y la gimnasia son modalidades deportivas idóneas para fortalecer el tejido conjuntivo, mejorar la elasticidad de la piel y eliminar los bultitos de grasa. Los productos cosméticos que se aplican mediante un masaje son complementarios si se aplican con regularidad.

El éxito de los masajes para combatir la celulitis es indiscutible. También parecen tener un efecto preventivo, dado que favorecen la irrigación y, por tanto, la eliminación de toxinas.
Plantas como la salvia, el enebro o el ciprés estimulan la irrigación. Tienen un mayor efecto si se preparan con ellas un baño completo, aunque éste sólo sea más bien preventivo.

Cicatrices

Las cicatrices se forman como consecuencia de heridas, quemaduras o intervenciones quirúrgicas. El grosor del tejido cicatricial depende de la curación de la herida y de las características del tejido de la piel y el tejido subcutáneo. La profundidad de la herida también influye en la formación de la cicatriz. Así, en relación con los arañazos leves, que afectan únicamente a las capas superiores de la piel, es muy probable que se curen sin dar lugar a una cicatriz. Sin embargo, cuanto más profunda sea la herida en las capas del tejido conjuntivo, adiposo e incluso muscular, más alto es el riesgo de que quede una cicatriz.

Capacidad de regeneración de la piel

Por lo general, la piel dispone de excelentes mecanismos de curación de heridas. A partir de nuevas células de tejido conjuntivo, finos vasos sanguíneos y tejido fibroso se forman nuevas capas cutáneas que rellenan el hueco y cierran la herida lentamente. Estas células reparadoras se denominan tejido de granulación. Según la índole de la herida, la regeneración de la piel puede llevar desde pocos días hasta varias semanas. Si la curación de la herida sigue su curso sin que se ensucien los bordes, se produzcan infecciones o se abra (por ejemplo, cerca de una articulación, debido a movimientos bruscos), no cabe esperar que se forme una cicatriz demasiado grande. Si al coser el cirujano procura utilizar el material de sutura más fino posible y realiza una curación de la herida correcta –limpieza minuciosa, desinfección, aplicación de pomadas antiinflamatorias y regeneradoras de la piel, así como de un apósito estéril–, al cabo de poco tiempo ya no quedará apenas nada de la herida inicial. Incluso las cicatrices que al principio tienen un aspecto muy rojo e hinchado, van perdiendo esta tonalidad y progresivamente vuelven al mismo nivel que la piel. Existen algunas cremas especiales (que, entre otras, contienen sustancias como enzimas) con las que es posible reblandecer un poco el tejido cicatricial. Ello favorece una regeneración más rápida de la piel en esta zona.

No en todas las culturas se aspira a tener una piel intacta. En muchos pueblos, los tatuajes y las escarificaciones representan haber entrado en la edad adulta. Demuestran madurez o la pertenencia a una determinada estirpe.

Cicatrices extensas

En muy pocos casos existe una predisposición genética a la formación de un exceso de tejido cicatricial. Este fenómeno comienza en las fibras de colágeno del tejido conjuntivo. En el lugar de la antigua herida, se forman tiras abultadas de superficie plana y color rojizo claro hasta el propio tono de la piel. Los dermatólogos suelen tratar estas formaciones, denominadas queloides, mediante la inyección de medicamentos como, por ejemplo, soluciones con cortisona.

Trastornos de la curación de heridas

Si se altera el curso normal de la curación de la herida, ello suele deberse a que han penetrado en ella agentes patógenos y que a causa de un proceso inflamatorio tumefaciente impiden el cierre limpio de la herida. Después de una operación, la abertura de la cicatriz también puede contribuir a que la herida no se cure bien. Las cicatrices suelen abrirse como consecuencia de esfuerzos prematuros en la zona al realizar trabajos físicos o practicar deporte.

Tres reglas en el tratamiento de las cicatrices

1. Las heridas abiertas deben limpiarse en los primeros seis segundos. Es importante eliminar toda la suciedad.
2. Las heridas profundas y de hemorragia abundante deberían ser curadas por un médico.
3. El yodo impide el curso natural de la curación de las heridas. Existen otros desinfectantes que combaten las bacterias y que no queman de forma tan molesta como el yodo.

---

*El aspecto que tendrá una cicatriz se suele decidir en
los primeros minutos posteriores a la herida. Unos
primeros auxilios eficaces permiten evitar lo peor.*

Tratamiento de las irritaciones cutáneas

El riesgo de que se formen cicatrices como consecuencia de irritaciones cutáneas e inflamaciones constantes también se da en aquellas enfermedades que van acompañadas de una erupción cutánea
aguda o crónica. Es el caso de la varicela, neurodermatitis o acné.
Especialmente los niños con varicela o neurodermatitis se rascan
debido al intenso prurito hasta hacerse sangre. Es así como pueden
penetrar agentes patógenos e infectar las zonas rascadas. Por esta
razón, con estas enfermedades es esencial tratar de calmar el prurito
con productos como polvos o mixturas y apaciguar así la ansiedad
de rascarse. Además, las heridas abiertas deben limpiarse a fondo,
desinfectarse y tratarse con productos antisépticos.

Tratamiento quirúrgico de las cicatrices

Gracias a las tecnologías actuales como el láser y los avances de la
cirugía plástica, hoy ya es posible tratar las cicatrices graves como
consecuencia, por ejemplo, de quemaduras, cortes o un extenso
acné, de tal modo que ya no marcarán al paciente para toda la vida
y pueda volver a sentirse a gusto en su propia piel.

Eccemas

Los eccemas pueden manifestarse de muy diversas formas y aparecen en prácticamente cualquier lugar del cuerpo. Existen eccemas
secos, supurativos, pruriginosos y con descamación, eccemas que
afloran como costras, callosidades, irritaciones, llagas o pequeñas
pápulas y vesículas. Al igual que los síntomas, las causas de las alergias también son muy variadas: alergias, infecciones, pero también

trastornos de la irrigación, así como restos de detergentes, sustancias tóxicas, radiaciones, medicamentos, entre otros, pueden causar un eccema en la piel.

Los síntomas

❖ Enrojecimiento, vesículas, descamación, costras de diferente tipo en la piel

---

La predisposición genética, un factor clave

En dermatología, bajo el concepto de «eccema» se agrupa un gran número de trastornos de la piel. Por lo general, se trata de enfermedades crónicas. Para diferenciar los diferentes tipos, los dermatólogos suelen denominar dermatitis a las alteraciones agudas de la piel.

El hecho de que la piel enferme debido a la formación de eccemas y con qué gravedad depende en gran medida de la predisposición genética individual. El tipo de piel también es decisivo en este sentido, es decir, si la piel tiende a ser más bien grasa, seca o sensible (véase al respecto el capítulo «Los cuatro tipos de piel y sus problemas», página 23 y ss.).

Las alteraciones cutáneas eccematosas pueden constituir el estadio incipiente de una enfermedad atópica como la neurodermatitis, en cuyo caso deberá recibir el tratamiento adecuado.

La búsqueda de las causas

En algunos casos el dermatólogo puede identificar de inmediato las causas que han ocasionado el eccema, como, por ejemplo, en un eccema por contacto, que puede ser debido a una intolerancia al níquel y, por tanto, a objetos metálicos como bisutería, botones de tejanos, relojes de muñeca, etc. Sin embargo, la búsqueda de la causa suele presentarse compleja, como, por ejemplo, ante un caso de intolerancia alimentaria.

Opciones terapéuticas

El tratamiento se enfoca principalmente a la causa del eccema, así como a su cuadro sintomatológico. Si se conoce el motivo de este trastorno patológico de la piel, deberá evitarse entrar en contacto con éste en la medida de lo posible, como determinados productos químicos o metales que provocan eccemas de contacto. En caso contrario, se llevarán a cabo unos intensos cuidados adaptados al tipo de piel, así como un tratamiento de las inflamaciones. En los casos más graves, puede resultar necesario aplicar tópicamente un preparado con cortisona.

> *Los eccemas son difíciles de diagnosticar. En ocasiones se asemejan tanto a otras enfermedades de la piel que pueden ser confundidos con éstas (por ejemplo, con una psoriasis).*

Edemas

Los edemas consisten en la acumulación de agua en el tejido. Las capas del tejido conjuntivo son capaces de almacenar una gran cantidad de agua cuando ésta procede de los vasos sanguíneos. En los tobillos es donde se forman los edemas con mayor frecuencia. Los pies pueden hincharse hasta el punto de que el borde de los calcetines aprieta lo indecible o de que los pies ya no entren en los zapatos. En muy pocos casos pueden aparecer edemas en los brazos, las muñecas o en la cara.

Los síntomas

❖ Hinchazón y consistencia blanda de la piel, especialmente en las piernas
❖ Piernas gruesas y pesadas

Los edemas, un trastorno normalmente leve...

Los edemas pueden deberse a diferentes causas. Casi todo el mundo ha tenido alguna vez un edema de tipo leve como, por ejemplo, cuando en verano se ha tenido algún problema de circulación debido al intenso calor o cuando se ha tenido que permanecer de pie durante largo rato. Las mujeres cuando tienen la regla también observan una mayor retención de líquidos en algunas zonas. Durante el embarazo también se produce este fenómeno como consecuencia de los cambios hormonales y metabólicos. Por lo general, estos edemas desaparecen espontáneamente o al realizar actividades físicas, determinados ejercicios de gimnasia o se refrescan las piernas de modo que la circulación y el metabolismo se estimulen de nuevo.

...pero a veces también serio

En cambio, los edemas que persisten y se extienden a grandes zonas del cuerpo como los brazos, las piernas y la cara al mismo tiempo revisten cierta gravedad. Se presentan solos o acompañados de otros síntomas, como, por ejemplo, un tono amoratado de la piel. Podrían ser un indicio de enfermedades graves: insuficiencia cardiaca, problemas renales, una forma grave y aguda de una alergia o una trombosis, por ejemplo, en la vena de una pierna. En estos casos debe llamarse de inmediato al médico, a fin de que pueda tratarse la causa lo antes posible.

Las picaduras de insecto, en especial las de abeja o avispa, también pueden provocar grandes edemas. En estos casos lo mejor es enfriar la hinchazón con abundante agua y, si es posible, con acetato alumínico y mantener la zona afectada en alto.

Opciones terapéuticas

Si por la mañana tiene los párpados algo hinchados y tiene un aspecto algo adormecido, el agua fría puede refrescarle la cara. Un paño humedecido en agua fría sobre los párpados también puede hacer desaparecer más rápido el edema. Un masaje mediante ligeros movimientos circulares con un cepillo para la cara suave estimula la irrigación.

Para las piernas hinchadas, unos ejercicios de gimnasia son lo más adecuado. Túmbese en el suelo y levante el torso y las piernas. Pedalee en el aire durante unos minutos. Caminar por el agua también es muy beneficioso. Con el agua hasta las rodillas, camine como un flamenco levantando las piernas lo máximo posible cada vez.

Infusiones de hierbas diuréticas

Tome infusiones de hierbas que tengan un ligero efecto diurético. Para ello resultan adecuadas plantas medicinales como las hojas de abedul, mate, ortiga, así como el cilantro y la enebrina. Actúan de forma suave aliviando los tejidos de líquidos y estimulando al mismo tiempo la digestión y el metabolismo.

Naturalmente caminar por el mar o en un río es lo más adecuado, pero se puede obtener un efecto similar en la bañera.

Erisipela

La erisipela es una enfermedad muy contagiosa causada por estreptococos. Estas bacterias penetran en la piel y se propagan a través de los finos vasos linfáticos. La causa más común de este trastorno infeccioso son pequeñas heridas, que sirve de acceso a estos agentes patógenos. Normalmente la erisipela aparece en la zona de las extremidades y muy raramente en la cara.

Dado que los causantes de la erisipela, un trastorno que no deja de ser relativamente serio, se pueden transmitir a través de pequeñas heridas, no deberán descuidarse tampoco las lesiones de poca importancia, sino que deberán desinfectarse cuidadosamente y taparse mediante una tirita para evitar los agentes patógenos.

Los síntomas

❖ Área enrojecida e irritada
❖ Hinchazón dolorosa
❖ Engrosamiento de los nódulos linfáticos

Curso de la erisipela

Al cabo de pocos días del contagio, la piel enrojece intensamente en el área infectada, se hincha y resulta dolorosa. Además, también cursa fiebre alta, los nódulos linfáticos del área se inflaman, y el afectado se encuentra muy enfermo.

Si no se trata, la erisipela se extiende cada vez más y puede llegar a afectar a grandes partes del cuerpo. Si las bacterias acceden a los vasos linfáticos y sanguíneos más importantes, se produce la septicemia, el envenenamiento de la sangre.

Opciones terapéuticas

Debido a la rápida propagación de la enfermedad, deberá acudirse al médico lo antes posible, es decir, a los primeros síntomas, para que prescriba antibióticos.

Estos medicamentos deberán tomarse de forma consecuente durante el periodo establecido por el médico (por lo general, de ocho a diez días). Por otro lado, también puede tratarse el área afectada localmente mediante preparados antisépticos y antiinflamatorios, que bajan la hinchazón y alivian el dolor.

Exantema

Un exantema cutáneo puede deberse a las causas más diversas. Para obtener una mejor visión general, en medicina se distingue entre el exantema agudo y el crónico. La forma aguda recibe, por lo general, el nombre de dermatitis (de «derma», raíz griega que significa piel), y la crónica se denomina normalmente eccema.

Los síntomas

❖ Manchas, vesículas, pústulas y ronchas de diferente tamaño e índole

---

Exantema agudo

La piel puede reaccionar ante un gran número de patologías distintas. Sobre todo las enfermedades infecciosas de naturaleza vírica o bacteriana desempeñan un papel clave en el origen de las afecciones de la piel.

♦ Los exantemas son característicos de las enfermedades infantiles típicas como el sarampión, la varicela, la rubéola o la escarlatina, en los que se forman las conocidas alteraciones en la piel, como, por ejemplo, manchas, pápulas o un enrojecimiento superficial. A menudo el exantema va acompañado de un intenso prurito.

♦ También pueden reflejarse en la piel otras enfermedades infecciosas. Así, trastornos de origen bacteriano como la amigdalitis suele ir asociada de un exantema.

♦ Las reacciones alérgicas tienen, por lo general, un aspecto diferente a un exantema debido a una infección. En las reacciones de hipersensibilidad, por ejemplo, al polen, el pelo de animales o el polvo, se forman numerosas ronchas –pequeñas erupciones– en la piel, que escuecen con gran intensidad. Este tipo de exantema se lo conoce como urticaria. A veces se producen retenciones de agua, los llamados edemas. Asimismo, las mucosas también reaccionan a los alergenos. Los síntomas característicos asociados son rinorrea (una mayor secreción nasal) y ojos llorosos e irritados.

♦ Los medicamentos también son con frecuencia responsables de un exantema agudo. Los síntomas del exantema medicamentoso se asemejan, por lo general, a las erupciones alérgicas. Cuando no se tolera un determinado medicamento, pueden producirse ronchas, manchas, pústulas o incluso hemorragias.

Aun cuando se realice un estudio exhaustivo de las posibles causas, a menudo no se identifica ningún desencadenante del exantema, que a menudo desaparece espontáneamente.

Exantema crónico

De las enfermedades de la piel, la más extendida y conocida es la neurodermatitis. El cuadro sintomatológico característico de este trastorno es un exantema complejo con pústulas, vesículas, pápulas y focos supurativos. También produce un intenso prurito.

Otras enfermedades, como la psoriasis, también se caracterizan por alteraciones cutáneas que tienen lugar de forma periódica.

El tratamiento de los exantemas

El tratamiento depende de la afección que lo ocasiona. A menudo el exantema desaparece espontáneamente al cabo de poco tiempo, como en el caso de las enfermedades infantiles o una reacción alérgica aguda. Si la erupción persiste, pueden aplicarse localmente remedios como pomadas, cremas o tinturas para mitigarla. Para la mayoría de tipos de exantema deben administrarse otros productos para aliviar el prurito. En los casos más graves, el médico prescribe medicamentos que deben tomarse según sus instrucciones.

La medicina natural recomienda para los exantemas, una vez conocidas sus causas, las pomadas y los lavados con principios activos vegetales que permiten calmar los síntomas externos. Las pomadas de caléndula y hamamelis sirven para combatir el prurito. Los emplastos fríos de té de cola de caballo o manzanilla, tierra medicinal o una decocción de paja de avena también son beneficiosos. En el caso de las alergias también cabría estudiar la posibilidad de una terapia de desensibilización inespecífica. Ésta consiste en la regulación del sistema de defensas mediante productos homeopáticos específicos para cada enfermedad, a fin de ir eliminando gradualmente las reacciones inmunológicas anómalas.

Los tejidos sintéticos pueden provocar reacciones de enrojecimiento u otros síntomas de hipersensibilidad como prurito o exantema en aquellas personas de piel sensible o con tendencia a las alergias.

Fotodermatitis polimórfica

Este problema cutáneo asociado al sol afecta del 10 al 20% de la población y, en especial, a mujeres jóvenes. Unas horas o unos días después de la exposición a intensos rayos ultravioleta, por ejemplo, durante unas vacaciones en la playa, aparecen de repente en la piel granos rojos irritantes, que se extienden principalmente por el pecho, los brazos y los hombros y, en casos excepcionales, también por la cara. Hoy por hoy todavía se desconoce por qué la piel de los enfermos de esta afección reacciona patológicamente a una alta y súbita radiación ultravioleta. Los síntomas en la piel pueden adoptar formas muy diversas (de ahí viene su calificativo polimórfico) y manifestarse con pápulas, vesículas, ronchas y eritemas (enrojecimiento). Una característica típica de esta alteración cutánea es que al principio se presenta de modo muy eruptivo, y a medida que la piel se va habituando al sol a lo largo del verano ésta va remitiendo gradualmente hasta que en otoño se desvanece por completo. Los rayos UVA son responsables de esta reacción en un 60%, mientras que los rayos UVB tienen poco peso como desencadenantes de esta enfermedad. Estudios recientes han demostrado que los radicales libres –moléculas agresivas que afectan a las células– participan en gran medida en la fotodermatitis polimórfica.

Los síntomas

❖ Granos, pústulas y vesículas rojas, especialmente en el pecho, los brazos y los hombros
❖ Manchas o rayas rojas sobre la piel con prurito
❖ Eritemas cutáneos similares a las quemaduras solares

En ocasiones, la piel reacciona como consecuencia de determinados componentes de las cremas de protección solar o para el cuidado de la piel (lípidos,

emulsionantes, etc.), por lo que se vuelve especialmente fotosensible. Este efecto paradójico puede
causar la erupción que conocemos como fotodermatitis polimórfica.

Fotoalergia

La fotoalergia también forma parte de las fotodermatitis polimórfi-
cas. En la piel se forma una erupción irritante con vesículas y ronchas. Sin embargo, ésta no se forma a causa de los rayos ultravioleta, sino debido a determinadas sustancias que han experimentado
una transformación química con la acción de la luz. Normalmente
se trata de sustancias que se han aplicado sobre la piel como fragancias de perfumes o cremas, filtros solares para los rayos ultravioleta de productos de protección solar o fármacos de determinadas pomadas. Bajo la acción de los rayos ultravioleta se alteran las
propiedades químicas de las sustancias que al principio se toleran
bien de modo que se convierten en alergenos, que provocan la reacción descontrolada del sistema inmunológica. Los síntomas se parecen a los típicos de una alergia por contacto (como una reacción
alérgica a un metal) y se localizan primero sólo en las zonas que han
estado expuestas al sol. Posteriormente estas alteraciones pueden
afectar a áreas tapadas.

*Entre otros posibles causantes de la fotodermatitis
polifórmica se incluyen medicamentos, fragancias,
alimentos y otros productos de consumo. El té Earl
Grey o los edulcorantes sacarina y ciclamato son
algunos de los alergenos conocidos.*

Reacción fototóxica

Esta fotodermatitis se debe a una interacción directa entre los rayos
ultravioleta y determinadas sustancias, por lo que en este caso no

interviene el sistema inmunológico. A diferencia de la fotoalergia, que se desencadena independientemente de la dosis de la radiación ultravioleta (la erupción puede aparecer incluso al poco de permanecer al sol), la intensidad de los rayos ultravioleta es decisiva para la reacción fototóxica. Las sustancias fotosensibles pueden ser medicamentos como los antibióticos, pero también las plantas herbáceas y diferentes tipos de alimentos como los frutos cítricos, el apio o los higos. Bajo la acción de los rayos UVA, se altera la estructura molecular de estas sustancias de forma que provocan una reacción fototóxica en la piel. Esta reacción es más intensa cuanto mayor sea la radiación ultravioleta y mayor cantidad de moléculas fotosensibles haya. La alteración cutánea es muy similar a una quemadura solar. Las zonas que han estado expuestas al sol se enrojecen y proporcionan una sensación de quemazón. En los casos más serios pueden producirse edemas y ampollas, al igual que sucede en una quemadura solar grave. Una reacción fototóxica típica es la fitofotodermatitis, en la que después de permanecer un rato sentado sobre la hierba, se forma un gran número de extrañas marcas de plantas con rayas y líneas rojas sobre la piel.

Otra reacción fototóxica es la denominada dermatitis berloque, que provoca una pigmentación más oscura de la piel en los lugares afectados. La causa la esencia de bergamota, presente en algunos perfumes, colonias o toallitas refrescantes, que estimula la actividad de los melanocitos, las células que sintetizan el pigmento de la piel. Las zonas de la piel oscurecidas pueden permanecer durante años y acentuarse en verano.

> *El hipérico también puede aumentar la fotosensibilidad y provocar una reacción fototóxica o fotoalérgica.*

Opciones terapéuticas

Existen diferentes posibilidades de protegerse de una fotodermatitis. Para ello, es necesario saber primero qué tipo de fotodermatitis se padece. Dar con los causantes de los síntomas puede ser una tarea muy ardua. En caso de duda, el médico debería tratar de provocar la reacción cutánea típica con ayuda de luz ultravioleta artificial, a fin de ratificar el diagnóstico.

La protección de los cada vez más agresivos rayos del sol es una cuestión ineludible. En Nueva Zelanda, un país especialmente afectado por el agujero de la capa de ozono, las protectoras de animales exigen actualmente que se traten a los perros y los gatos de piel clara con productos de protección solar de factor alto.

Consejos para combatir la fotodermatitis

❖ Preparación para los rayos ultravioleta: Antes del verano es conveniente ir preparando la piel y exponerse a los rayos ultravioleta de forma dosificada (a acordar con el dermátologo), por ejemplo, en un tratamiento de seis semanas de tres a cuatro exposiciones a radiación ultravioleta en el dermatólogo.

❖ Protección de la piel específica: Ingesta de preparados de protección celular como betacaroteno (= provitamina A, que aumenta en cierta medida la fototolerancia de la piel), vitamina E y selenio. Aplicación de cremas de protección solar que combatan los radicales libres.

❖ Adaptación gradual al sol: No se tomarán baños de sol largos, preferentemente se permanecerá a la sombra y en caso de intensa exposición al sol se protegerá la piel llevando las prendas de ropa correspondientes.

Identificación de los alergenos

El dermatólogo puede diagnosticar una fotoalergia mediante unas
pruebas. Una vez identificadas las sustancias alergenas, deberán evitarse por todos los medios a partir de entonces. Asimismo, también
es necesario protegerse debidamente del sol. En un caso agudo, los
medicamentos que contrarrestan los efectos de una reacción alérgica (antihistamínicos preparados con cortisona, por ejemplo) sirven para aliviar los síntomas.

Si padece de reacciones fototóxicas, también deberá evitar a
toda costa la sustancia irritante, es decir, el fotosensibilizador. Si
ello no es posible, porque deba seguirse una terapia con un determinado medicamento, por ejemplo, no deberá exponerse bajo ningún concepto a los rayos ultravioleta.

Furúnculo

El cabello crece dentro de las capas cutáneas en una especie de envoltura y salen al exterior a través de un orificio en la superficie de
la piel. Este orificio exterior de un pelo recibe el nombre de folículo. Alrededor de éste pueden producirse inflamaciones a menudo.
Por lo común los responsables de esta alteración son los denominados estafilococos, unas bacterias que viven normalmente en la piel
de una persona sana y que tan sólo ocasionan una infección si se
dan determinadas condiciones (debilitamiento local de las defensas,
suciedad, irritación mecánica). La zona en torno al folículo se enrojece, se hincha y se llena de pus. Se forma entonces una foliculitis,
también denominada furúnculo.

Los síntomas

❖ Nódulos rojizos
❖ Abundante formación de pus
❖ Hinchazón, dolores

Áreas especialmente afectadas

Las zonas en que los furúnculos suelen hacer su aparición son el cuello, el rostro, las axilas, las nalgas, los brazos y las piernas. Si la inflamación es de consideración, podrían hincharse los nódulos linfáticos de la zona afectada. Por su parte, de extenderse los agentes patógenos por otras regiones del organismo a través de la sangre, podría producirse una infección general con fiebre, debilidad y abatimiento.

Aparición frecuente

Si los furúnculos aparecen una y otra vez, se habla en ese caso de furunculosis. Si las pápulas aumentan rápidamente de tamaño, la inflamación se extiende y confluyen entre sí, se les denomina ántrax. Estas hinchazones de piel endurecidas, dolorosas y enrojecidas son una gran molestia para quienes las padecen. Desafortunadamente, después de curarse a menudo se forman cicatrices.

Opciones terapéuticas

Los furúnculos o los ántrax deben tratarse siempre con antibióticos. Para esta alteración se suelen prescribir preparados de penicilina, dado que son muy eficaces. Si los furúnculos aparecen en la zona del labio superior o la nariz, incluso es necesario guardar cama. En estos casos, se corre el peligro de que los gérmenes se extiendan desde la zona de la nariz y los labios y lleguen hasta el cerebro a través de la sangre o el sistema linfático. En ocasiones, el médico prescribe una dieta a base de líquidos e infusiones durante unos días. Si los furúnculos no bajan con un tratamiento antibiótico, deberá procederse eventualmente a la cirugía: los nódulos inflamatorios se abren con un bisturí mediante un corte, de modo que el pus pueda salir.

El aceite de la planta del té resulta muy eficaz para tratar los furúnculos y los ántrax, ya que penetra hasta capas profundas de la piel, donde combate el foco de pus. Para aplicarlo, se dan unos golpecitos sobre la piel con un tapón de algodón impregnado de cinco a ocho gotas de aceite puro de la planta del té. Este tratamiento puede repetirse de dos a tres veces al día.

Puede favorecerse la maduración de los furúnculos mediante paños calientes. Para ello, coloque un paño que previamente habrá humedecido en agua a 30 °C sobre la zona inflamada. En cuanto se haya enfriado, deberá sustituirse el paño por otro caliente.

Hemangioma

Se trata de un tumor congénito en forma de nódulo y excrecencia de los vasos sanguíneos de la piel más pequeños, los capilares. El hemangioma ya puede existir antes del nacimiento en forma de una pequeña mancha roja, que en las primeras semanas de vida puede convertirse en un nódulo o angioma visible. Esta nueva formación vascular afecta a alrededor del 5 % de los bebés, que normalmente desaparecen gradualmente durante el primer año. No obstante, también existen hemangiomas que no surgen hasta la edad adulta. Algunos tipos infrecuentes de hemangiona pueden ser malignos. Reciben el nombre de hemangiosarcoma y normalmente aparecen a partir de la vejez.

Los síntomas

❖ Pápula cutánea de color claro hasta rojo oscuro visible de tamaño variable

---

¿Hemangioma o nevo vascular?

Debe distinguirse entre hemangioma y el denominado nevo vascular. En esta malformación vascular también congénita la dilatación de los capilares es duradera, por lo que no es posible su recuperación.

Opciones terapéuticas

En los niños los hemangiomas desaparecen de forma espontánea hasta en un 90%. En casos excepcionales pueden producirse complicaciones. Los hemangiomas pueden sangrar, inflamarse o abrirse.

Dado el alto índice de reabsorción, muchos especialistas esperan a ver cómo evolucionan antes de optar por un tratamiento. No obstante, si las manchas son muy grandes o presentan alteraciones, pueden tratarse mediante la actual tecnología láser. Esta técnica da buenos resultados, y la operación no es muy complicada, incluso en bebés. Dura tan sólo unos pocos segundos y apenas produce dolor. Por lo general, sólo se advierte una ligera punzada como la de un alfiler.

> *Los hemangiomas pueden ponerse de manifiesto en cualquier punto de la piel o de las mucosas. Aun cuando la mayoría desaparece de forma espontánea, si la mancha crece excesivamente es recomendable considerar la posibilidad de extirparla.*

Herpes labial

Las típicas pústulas purulentas y con costras en los labios de esta enfermedad suelen hacer su aparición en los momentos menos oportunos: al practicar esquí en la alta montaña, durante las vacaciones estivales en la costa, al realizar actividades deportivas, al disfrutar del tiempo de ocio en una terraza al exterior o en una fiesta. El herpes labial es causado por un virus, que se encuentra latente en el organismo del 90% de la población y que se activa sólo en determinadas circunstancias. Su nombre es herpes simple tipo I. Otros virus del grupo de los herpes pueden provocar molestias similares en otras partes del cuerpo, como, por ejemplo, en los órganos genitales.

Los síntomas

❖ Erupción en forma de vesículas en el área de los labios
❖ Prurito
❖ Posteriormente, formación de pus y costras

Causas del herpes labial

Los factores que propician que el herpes simple prolifere son de muy diferente índole. Además de estímulos mecánicos debidos a besar, comer o el empleo de lápiz de labios, la exposición al sol desempeña un papel clave. Por esta razón, en las zonas en las que los rayos ultravioleta son más intensos, como junto al mar o en la nieve, el herpes labial aparece con mayor frecuencia. Aunque también intervienen factores psicológicos, como un fuerte rechazo a determinados objetos o asco a, por ejemplo, tazas o platos sucios, así como esfuerzos físicos, el estrés y la menstruación en las mujeres.

Una alteración normalmente inocua

El herpes labial casi siempre es inocuo. Sólo en contadas ocasiones, cuando, por ejemplo, existe un acentuado debilitamiento de las defensas del organismo, la infección puede extenderse a toda la cara y amenazar también a los ojos. En aquellas personas con una enfermedad crónica de la piel como la neurodermatitis, los virus pueden propagarse por toda la piel y ocasionar el denominado eccema herpético. Por tanto, en caso de fiebre repentina y una erupción de vesículas en la cara o en el cuerpo, debe acudirse siempre al médico. Si se está ante una grave infección de herpes, puede prescribir medicamentos especiales (como aciclovir), que impiden que se reproduzcan excesivamente. Si se padece de una erupción de herpes aguda, deberá evitarse compartir los cubiertos, los vasos y los lápices de labios con otras personas, dado que el líquido de las vesículas es muy contagioso.

> *Los herpesvirus pueden ser peligrosos para aquellas personas aquejadas de enfermedades crónicas como, por ejemplo, diabetes mellitus. En estos casos, una infección de herpes deberá ser tratada bajo control médico.*

> *Los herpesvirus son muy contagiosos, incluso cuando las vesículas ya se están curando y se están formando costras. Una higiene estricta previene de una segunda infección en uno mismo y el contagio a otras personas. Lavarse las manos regularmente y utilizar una toalla propia, que se cambiará con frecuencia, contribuyen a esta prevención.*

Opciones terapéuticas

Determinadas pomadas son eficaces para tratar el herpes labial. Puede optar por preparados naturales como, por ejemplo, cremas con extracto de propóleos, manzanilla o árnica. El fármaco inhibidor del virus, aciclovir, también se encuentra disponible en pomada. Si se aplica a tiempo, a los primeros síntomas de prurito y tirantez, pueden paliarse las molestias de forma considerable.

Aspectos importantes acerca de los herpesvirus

Los herpesvirus pueden ocasionar enfermedades infecciosas en la piel y las mucosas.

Los cuatro tipos de herpes

1. Herpes simple tipo I y II
2. Virus varicela-zóster
3. Virus de Epstein-Barr
4. Citomegalovirus

Herpes simple

Los virus más conocidos y extendidos son los virus herpes simple y varicela-zóster. El herpes simple tipo I es el causante de la estomatitis ulcerosa en los niños pequeños y del herpes labial. El herpes simple tipo II da lugar a síntomas similares en el área de los órganos genitales (herpes genital). Se transmite a través de las relaciones sexuales, por lo que las infecciones se producen generalmente después de la pubertad.

Varicela zóster

El virus varicela-zóster causa la varicela. Asimismo, puede ocasionar herpes zóster, una enfermedad que se presenta con vesículas y pústulas semejantes a las que se producen en la varicela. Normalmente aparece en la edad adulta, cuando el organismo no se inmunizó del todo con la varicela.

Virus de Epstein-Barr y citomalovirus

El virus de Epstein-Barr es el responsable, entre otros, de la fiebre glandular de Pfeiffer (mononucleosis infecciosa). El citomegalovirus causa una enfermedad similar y raras veces también se asocia a infecciones del útero.

Latentes durante toda la vida

Los herpesvirus se caracterizan por una propiedad muy especial. Después del primer contacto –que normalmente se produce ya en la infancia o, en el caso del herpes genital, en la pubertad–, pasan a un estadio de infección latente, tal como denominan los expertos al retroceso del virus a una especie de situación de espera. El herpes simple y el varicela-zóster, por ejemplo, después de la infección primaria se trasladan a la piel o las mucosas situadas sobre el nervio conectado con la médula espinal y anidan allí. A menudo permanecen en este estadio latente durante años o decenios para aparecer de nuevo de repente debido a algún estímulo y causar una infección. A diferencia del resto de herpesvirus, que normalmente permanecen inactivos en su escondrijo durante toda la vida, el herpes simple es el que aflora a la superficie con más frecuencia y el que da lugar a los síntomas característicos de esta enfermedad.

Los cepillos de dientes también constituyen caldos de cultivo ideales para los herpesvirus. Por esta razón, dentro de lo posible deben mantenerse secos y reponerse cada ocho semanas.

En aquellos casos de herpes labial recurrente, la medicina natural recomienda una cura de una a ocho semanas con preparados de equinácea, con la finalidad de reforzar el sistema de defensas. Para el prurito aconseja el té de salvia.

Herpes zóster

El herpes zóster es una enfermedad causada por el mismo virus que provoca la varicela. Éste forma parte del grupo de los herpesvirus y es denominado virus varicela-zóster. Aquellas personas que tuvieron varicela de niños disponen de anticuerpos para el virus varicela-zóster. No obstante, podría suceder que la protección antivírica específica no sea del todo eficaz, de forma que el agente patógeno podría reproducir la enfermedad más tarde. En este caso se trataría prácticamente de una segunda varicela. Sin embargo, el virus no se manifiesta en esta ocasión mediante las erupciones cutáneas típicas de la varicela, sino que produce los síntomas limitados localmente del herpes zóster.

Los síntomas
- ❖ Erupción cutánea en forma de cinturón con vesículas rojas y pústulas, que normalmente se forma en el área de la cintura, el pecho, los hombros, el cuello y los brazos, casi siempre en un lado del cuerpo a lo largo de un nervio
- ❖ Escozor y dolor intenso

Curso de la enfermedad

Tras una fase de decaimiento, sensación general de estar enfermo y fiebre, de repente se forman en la piel numerosas manchas y pápulas rojas agrupadas en focos. Asimismo, el enfermo suele advertir un intenso dolor y escozor en la región de la erupción cutánea. Ésta se extiende en forma de cinturón desde la columna vertebral hasta la parte frontal del cuerpo, limitándose, por lo general, a un solo lado. El herpes zóster discurre con mayor frecuencia por las áreas de cuello, hombros y brazos y a la altura del tórax o de la región lumbar. En casos excepcionales puede llegar hasta la cara. La razón por la que esta erupción adopta estas curiosas formas reside en que el virus afecta a los denominados ganglios espinales. Estos ganglios son los centros reguladores nerviosos de la médula espinal y se encuentran a la altura de cada vértebra. Desde allí se encargan de transmitir los impulsos nerviosos que proceden del cerebro a los nervios conectados con la periferia del organismo. La típica erupción cutánea es la manifestación externa de la inflamación de los nervios causada por los virus zóster en un determinado segmento de la columna vertebral.

Contra la infección por el virus varicela-zóster, existen tanto una vacuna activa como una pasiva. El médico puede decidir cuándo resulta idóneo aplicar una vacunación preventiva como inmunización.

Opciones terapéuticas

El herpes zóster puede alargarse durante semanas y meses y mortificar al enfermo con intensos dolores nerviosos. Una vez curadas las erupciones por completo, muchas personas siguen padeciendo de la neuralgia en mayor o menor medida, mermando de esta forma su calidad de vida de forma considerable.

Por esta razón, debe tratarse la enfermedad lo antes posible. Existen sustancias eficaces que impiden la reproducción del virus zóster, como el aciclovir. El tratamiento consiste en la ingesta de comprimidos durante un periodo de 10 a 14 días. En algunos casos graves, el médico administra los medicamentos por vía intravenosa. Asimismo, puede prescribir calmantes durante un periodo limitado. Las altas dosis de vitamina B también se puede mejorar la neuralgia. La erupción cutánea se trata mediante preparados especiales que desecan, tienen un efecto antiséptico y se presentan en forma de polvos o tinturas para su aplicación tópica o mediante un pincel. Lo importante es mantener las zonas de la piel afectadas lo más secas y calientes posible, incluso una vez curada la afección, ya que de esta forma se evita en mayor medida la posibilidad de que permanezca durante mucho tiempo una neuralgia después de la enfermedad.

El virus varicela-zóster es contagioso y, por tanto, los enfermos de herpes zóster pueden transmitir la infección a otras personas. Los niños contagiados podrían enfermar de varicela si no han pasado todavía esta enfermedad infantil.

Debilitamiento del sistema inmunológico

Durante la fase aguda del herpes zóster el paciente requiere muchos cuidados, y es preferible que guarde cama. Pero también después es importante que evite esforzarse tanto a nivel físico como psicológico, de modo que el sistema inmunológico vuelva a fortalecerse.

Complicaciones

Raras veces se producen complicaciones. Éstas sólo afectan a personas que presentan unas defensas debilitadas como, por ejemplo, debido a enfermedades crónicas como el sida, cáncer o un trastorno avanzado del metabolismo como la diabetes mellitus. Entre las posibles complicaciones cabe citar la afección de los ojos (zóster oftálmico), la afección de órganos internos (riñones, vejiga, cerebro, pulmones) o una extensión a todo el organismo (zóster generalizado). Estas formas patológicas representan una grave amenaza, y, en consecuencia, debe hospitalizarse de inmediato a los pacientes afectados, a los que se somete entonces a un tratamiento intensivo con medicamentos.

Una vez superado el herpes zóster, el riesgo de una nueva recaída es muy pequeño. Por lo general, a partir de entonces el organismo cuenta de por vida con una protección contra la infección por este virus.

Impétigo

Esta enfermedad cutánea extremadamente contagiosa afecta sobre todo a bebés y niños. No sólo se transmite por contacto corporal, sino también a través de la ropa, los pañuelos y otros objetos que utilice el enfermo.

Los síntomas

- ❖ Vesículas con pus
- ❖ Costras amarillas que escuecen

Secuela

El impétigo lo causan dos tipos de cepa bacteriana pertenecientes a los estreptococos y los estafilococos. Esta enfermedad se desarrolla con facilidad en una piel que presenta heridas, como, por ejemplo, heridas por roce, acné o tras la varicela. En ocasiones también brota junto con una infección parasitaria debido a gusanos o ácaros de la sarna. Las vesículas con pus que se concentran principalmente en la cara o los brazos y las piernas se abren pronto y se convierten en costras que provocan gran escozor. Éstas, no obstante, suelen curarse bien sin dejar cicatrices.

Los niños afectados de impétigo deben quedarse en casa hasta que la erupción se haya curado del todo. Ello se debe a debido al alto riesgo de contagio, que en ocasiones provoca que en los jardines de infancia y las escuelas se desencadenen verdaderas epidemias de esta molesta enfermedad.

Opciones terapéuticas

A fin de evitar una mayor propagación de la erupción, la piel en torno a ésta debe lavarse con agua y un jabón suave a menudo. Las costras pueden separarse con cuidado ablandándolas previamente con paños de agua salada caliente. La erupción se trata con una pomada antibiótica que también calme el prurito. Una vez se hayan desprendido las costras, deberá tratarse la piel todavía una semana más. Las prendas, la ropa de cama y los pañuelos del enfermo deberán lavarse aparte.

Láctea, costra

La costra láctea es una erupción molesta que puede afectar a los lactantes a partir del tercer mes. Se manifiesta especialmente en la cara y algunas veces también en el cuero cabelludo; por lo general, no afecta ni al torso ni a los brazos.

Los síntomas

❖ Erupciones rojas supurativas con descamación
❖ Posteriormente formación de costras
❖ Intenso prurito

Un antecesor aciago

Los lactantes que han enfermado de costra láctea corren un alto riesgo de desarrollar neurodermatitis posteriormente. Muchos dermatólogos consideran incluso a la costra láctea una forma incipiente de esta enfermedad. Por otro lado, el eccema costroso con síntomas como erupción supurativa y costras es muy similar a la costra láctea. No obstante, esta alteración es inocua y se debe a un exceso de producción sebácea del cuero cabelludo de los lactantes. A diferencia de la costra láctea, el eccema costroso no produce escozor.

Operaciones terapéuticas

En ocasiones la costra láctea se cura espontáneamente sin pasar a la fase eccematosa. En cualquier caso, resulta recomendable comprobar si existe una alergia alimentaria. Si es posible, debe darse el pecho al bebé enfermo durante el mayor tiempo posible; de lo contrario, una leche hipoalergénica es una buena alternativa. Para esta enfermedad, el médico prescribe pomadas calmantes para el prurito y, en algunos casos, también medicamentos. Es muy importante que el niño no se rasque las zonas de la piel afectadas, ya que todavía podría formarse una infección debido a bacterias, virus u hongos. Las costras más gruesas pueden ablandarse con aceite para bebés o con una pomada especial prescrita por el médico y sacarse con cuidado. La piel que queda al descubierto se cura más rápido si permanecen al aire libre.

Los remedios homeopáticos indicados en caso de costra láctea son el tetraborato de sodio o Nerium oleander en gránulos o gotas. Pero precisamente en el caso de los lactantes debe consultarse previamente a un pediatra con experiencia en estos temas acerca de la oportunidad de administrar al pequeño estos medicamentos.

Lunares

Por lo general, los lunares son unas alteraciones cutáneas con las que nace. No obstante, también pueden aparecer más tarde. Los lunares consisten en áreas en que se concentra una mayor cantidad de pigmento, que dan lugar a los típicos puntos de color marrón claro u oscuro e incluso casi negro o bien manchas. Habitualmente sólo tienen unos milímetros de ancho, son planos y se hallan bien delimitadas en relación con la piel circundante. También existen algunos lunares un tanto elevados.

Los síntomas

❖ Manchas marrones hasta negras o elevaciones de diferente tamaño en la piel

---

Control médico

Los lunares en sí son totalmente inocuos. Sin embargo, algunos lugares entrañan el riesgo de degenerarse en un momento determinado y derivar en un cáncer de la piel. Por esta razón, las personas con muchos lunares deberían examinarlos detenidamente y, para mayor seguridad, acudir al dermatólogo para que les realice un examen. Existen algunos indicios atípicos que podrían apuntar a un alto riesgo de contraer cáncer.

Indicios de malignidad de los lunares

❖ Tamaño muy grande (superior a cinco milímetros)
❖ Pigmentación irregular
❖ Delimitación difusa
❖ Superficie irregular
❖ Tamaño variable
❖ Color variable
❖ Prurito
❖ Hemorragias

Son rarísimas las personas que no tengan un solo lunar. Únicamente un bajo porcentaje de estas manifestaciones cutáneas también llamadas pecas derivan en un tumor maligno.

Autocontrol

Haga algo por su salud y examine detenidamente sus lunares de forma periódica. En caso de sospecha, el médico puede observar con más detalle los lunares mediante un instrumento óptico especial, el dermatoscopio. Si se extirpa a tiempo un lunar que ha degenerado en un cáncer, las probabilidades de curación se sitúan prácticamente en el 100%.

Lupus facial

El lupus facial, también denominado lupus eritematoso, es una enfermedad muy grave que se manifiesta de dos formas. Sólo puede extenderse por la piel, aunque también puede afectar a órganos internos y provocar procesos inflamatorios que pueden poner en peligro la vida del enfermo. Por esta razón, es importante llevar a cabo un tratamiento lo antes posible, a fin de evitar que la forma menos dañina evolucione a la más grave.

Los síntomas

❖ Erupciones ligeramente elevadas en las regiones expuestas al sol, especialmente en la cara, donde se manifiestan en forma de alas de mariposa.
❖ Escamas adheridas

Opciones terapéuticas

Esta enfermedad se deriva de la formación de anticuerpos en la sangre que atacan tejidos del propio organismo, por lo que constituye una pérdida del control por parte del sistema inmunológico. Aparte de una predisposición genética, la causa de esta patología cabe buscarla, entre otros, en una intensa exposición a los rayos del sol. Asimismo, los anticuerpos permanecen en el organismo, por lo que, a pesar de que ya hayan remitido los síntomas, a veces se producen recaídas. Para el diagnóstico, el médico necesita practicar una pequeña biopsia de la piel. Si el lupus únicamente se manifiesta en la cara, pueden resultar de ayuda medicamentos de aplicación tópica como pomadas que contengan cortisona. En la forma más grave, que afecta principalmente a los riñones, deben administrarse medicamentos para suprimir la actividad de las defensas del organismo. Este tratamiento sólo debe llevarse a cabo bajo estricto control médico, dado que el debilitamiento del sistema inmunológico lógicamente deja vía libre a agentes patógenos como virus, bacterias y hongos.

Si ya ha padecido lupus eritematoso anteriormente, deberá evitar las largas exposiciones al sol. Incluso una leve quemadura de sol podría provocar un rebrote virulento de los síntomas de la enfermedad.

Manchas de la vejez

Las manchas de la vejez comienzan a formarse primero de forma aislada a partir de los 40 años y posteriormente pueden ir incrementando en número de forma progresiva. Se trata de manchas de color claro hasta marrón que se extienden, sobre todo, por la frente, la nariz, el dorso de las manos y los brazos. Este tipo de manchas en medicina se denomina Lentigo solaris. Se forman debido a una mayor concentración de pigmento en la piel, y se deben a la exposición a los rayos solares acumulada durante varios años, que da lugar a pequeñas lesiones. Las personas con un tipo de piel claro suelen presentar más manchas de la vejez que aquéllas de piel oscura. En algunos casos estas manchas se ponen de manifiesto en forma de verrugas o zonas ásperas, que en muy raras ocasiones producen picor.

Existen productos cosméticos que blanquean las manchas de la vejez. Sin embargo, estos preparados presentan la desventaja de deteriorar aún más la piel, ya de por sí seca.

Los síntomas

❖ Manchas marrones en la piel
❖ En ocasiones formas verrugosas o zonas ásperas

¿Mancha de la vejez o lunar?

Con frecuencia, apenas se puede distinguir entre las manchas de la vejez y los lunares. Esto también dificulta la identificación del melanoma maligno, un tipo de cáncer de la piel muy agresivo. Si tiene alteraciones que sobresalgan y con una pigmentación irregular o zonas muy ásperas, debería acudir al médico para que realice un examen de las manchas y proceder a su extirpación si sospecha que son malignas.

Opciones terapéuticas

Aun cuando el médico descarte la malignidad de estas alteraciones de la pigmentación, muchas personas las consideran defectos y desean deshacerse de ellas. Para ello, el dermatólogo puede aplicar varios procedimientos:

◆ Congelación mediante nitrógeno líquido: Este procedimiento congela la capa superior de la piel de las manchas. Bajo la costra que se forma se genera piel nueva que al cabo de unos diez días sale a la luz. Normalmente este método no deja cicatrices.

◆ Eliminación mediante calor por electrocauterización: En este caso se trabaja con calor. Este método resulta especialmente adecuado para zonas reducidas.

◆ Extirpación quirúrgica: Indicada en caso de alteraciones verrugosas.

◆ Láser: En este procedimiento se aplica láser de alta energía, es decir, también aquí se utiliza calor. No obstante, es un método que requiere mucho tiempo y, desafortunadamente, resulta doloroso.

El éxito es duradero, puesto que las manchas tratadas no se reproducen. Sin embargo, con el paso del tiempo es posible que se formen nuevas manchas de la vejez. Sea cual sea el procedimiento por el que opte su dermatólogo, éste deberá realizar una prueba preliminar tratando en primer lugar tan sólo una reducida parte de las manchas.

Las mujeres mayores tienden a desarrollar verrugas seborreicas en la cara, sobre todo, alrededor de la boca o de los ojos. El dermatólogo puede extirpar estas excrecencias benignas en consulta ambulatoria mediante una cureta.

Micosis

Las enfermedades causadas por hongos, denominadas micosis, producen normalmente enrojecimiento, descamación y picor y adoptan aspectos curiosos como figuras circulares o en forma de plato. Por lo general, son los denominados dermatofitos los responsables de la infección. En este caso la enfermedad recibe el nombre de tiña, una alteración que también puede extenderse al cabello.

Los síntomas

* ❖ Generalmente, irritaciones en forma de círculo
* ❖ Manchas y granos rojos
* ❖ Capa blanca sobre las mucosas

Candidiasis

Además de los dermatofitos, las levaduras también desempeñan un papel clave en este tipo de alteraciones. Son las responsables de los diferentes tipos de candidiasis. Las cándidas se desarrollan principalmente en la piel de los órganos genitales, dando lugar a manchas y pústulas rojas en forma de lenteja. En los lactantes se forma una erupción característica, denominada candidiasis neonatal o también dermatitis del pañal. Asimismo, las levaduras también suelen afectar a las mucosas. Así, por ejemplo, las mujeres padecen de infecciones por cándidas en la vagina con mucha frecuencia. Pero también las mucosas de la boca y la garganta se pueden ver afectadas, lo que se traduce en manchas rojas y una capa blanquecina en la cavidad bucal.

La candidiasis ataca con frecuencia a los lactantes. Esta micosis es causada por la levadura Candida albicans, que afecta principalmente a las mucosas. La tintura de mirra, el aceite de salvia o una decocción de manzanilla favorecen la curación y son muy bien tolerados por los bebés.

Manchas a causa de la pitiriasis

Un tipo de micosis especial, que se extiende principalmente por las zonas de la piel con una alta producción sebácea, sobre todo, por la espalda y el pecho, es la denominada pitiriasis versicolor. Esta enfermedad produce manchas furfuráceas en la piel con una ligera descamación, que bajo la acción del sol permanecen blancas mientras el resto de la piel no afectada se broncea. Este hongo llamado Malassezia furfur tiene la propiedad de alterar la pigmentación. Esta enfermedad no debe confundirse con el vitíligo.

Cuando las defensas se debilitan

Muchas especies de hongos viven junto con un sinfín de microorganismos en la piel y las mucosas sin dar lugar a síntomas patológicos. El sistema inmunológico las mantiene a raya, evitando su propagación. En cambio, cuando las defensas se debilitan y se desestabilizan, los hongos pueden reproducirse sin obstáculos o ser transmitidos por otra persona. No obstante, otros factores pueden favorecer el desarrollo de una infección vaginal en las mujeres, como los cambios hormonales debido a la ingesta de la píldora anticonceptiva o el embarazo. Asimismo, los parásitos se reproducen fácilmente en los ambientes húmedos como se dan en la sauna, la piscina, al sudar intensamente o llevar ropa y zapatos poco transpirables.

Opciones terapéuticas

Antes de proceder al tratamiento, deberá haberse diagnosticado el tipo de hongo. Además del reconocimiento físico, el médico dispone de diferentes métodos de comprobación por microscopio. En algunos tipos de micosis es suficiente con un tratamiento tópico. Para ello se aplican unos productos sobre las zonas inflamadas o las mucosas afectadas, que inhiben la reproducción de los hongos o que los aniquilan. Estas pomadas deberán aplicarse durante todo el tiempo que haya prescrito el médico. De lo contrario, se corre el riesgo de que la enfermedad vuelva a brotar. En los casos de micosis persistente, también puede ser necesario tomar medicamentos, aunque normalmente se trata de un breve tratamiento.

Neurodermatitis (dermatitis atópica)

La neurodermatitis se ha convertido en una de las enfermedades más frecuentes de nuestros tiempos. Según se calcula, de un 15 a un 30% de la población de los países occidentales industrializados padece de esta afección. Los dermatólogos inscriben la neurodermatitis dentro del grupo de enfermedades alérgicas. Con frecuencia, los afectados sufren alergias a las sustancias más diversas y, en especial, a determinados alimentos. En la familia de los enfermos suele haber miembros con enfermedades alérgicas como la fiebre del heno o el asma bronquial.

Los síntomas

❖ Eccemas cutáneos inflamatorios
❖ Prurito
❖ Normalmente, costra láctea durante la lactancia
❖ Intolerancia frecuente a determinados alimentos

El azul capta la atención y la desvía del prurito. Las prendas, la ropa de cama y el mobiliario de color azul contribuye a un cierto bienestar cuando el prurito se hace insoportable.

Curso de la neurodermatitis

La neurodermatitis, también denominada eccema endógeno o dermatitis atópica, es una enfermedad crónica que suele manifestarse en diferentes épocas. Con frecuencia, se inicia a partir del tercer mes de edad con la costra láctea. La piel de las mejillas del lactante es seca y se halla enrojecida. Después se forman vesículas, la piel supura y finalmente se forman las costras. Estas alteraciones pueden extenderse por la frente, el cuero cabelludo y el resto de partes del cuerpo. En los brazos y las piernas suele aparecer en la cara interna de las muñecas, los codos y las rodillas.

Más tarde, cuando el niño ya tiene unos cuantos años más, las vesículas y los eccemas supurativos suelen experimentar un retroceso. La piel tiende a ser aún más seca, y se forman pequeñas pápulas. Posteriormente la piel presenta cada vez una mayor descamación y formación de llagas y se convierte en algunos puntos en asperezas de gran extensión.

Al igual que para los adultos, para los niños lo peor es el intenso prurito. Éste puede aparecer en forma de crisis y puede convertirse en un verdadero martirio, sobre todo por la noche. Al intentar calmar el prurito rascándose, se forman infecciones e inflamaciones, por lo que la piel, ya de por sí suficientemente alterada, empeora aún más, pudiendo deformar incluso el aspecto del afectado. Por esta razón es tan importante impedir que se rasquen. En adultos y niños mayores, las técnicas de relajación pueden dar buenos resultados.

En un ambiente cálido y húmedo, el prurito neurodermatítico puede ser todo un suplicio. Las sábanas bajeras y las sábanas para taparse, bien planchadas, son las que menos irritan, previniendo o atenuando el prurito.

¿Qué es lo que causa la neurodermatitis?

Al igual que sucede con el resto de enfermedades alérgicas, todavía no se conocen del todo los mecanismos de desarrollo de la neurodermatitis. No obstante, una cosa parece clara y es que son distintos factores los que influyen en su origen. La predisposición genética, agentes externos como el clima, la ropa, los detergentes y los productos para el cuidado de la piel, las sustancias tóxicas medioambientales y, sobre todo, los problemas psicológicos –como puede suceder en los niños, por ejemplo, con una alteración del comportamiento emocional hacia los padres, estrés en el colegio, fobias, etc.– son algunos de ellos.

Simplemente por el aspecto de la piel, el dermatólogo ya es capaz normalmente de diagnosticar la neurodermatitis. Otras alteraciones alérgicas refuerzan la sospecha. El historial familiar a veces también proporciona pistas, ya que es una enfermedad que con frecuencia también afecta a hermanos y primos.

Opciones terapéuticas

Desafortunadamente, no existe una terapia que elimine el problema de raíz. No obstante, existe un gran número de posibilidades de tratamiento que al menos ayudan a calmar las crisis y mitigar las molestias de modo que pueda llevar una vida más o menos normal. Un aspecto esencial es cuidarse la piel de forma consecuente. La piel necesita, sobre todo, grasa y agua en grandes cantidades. Pida consejo a su médico, quien también le podrá prescribir algunos productos especiales. Los baños con aceites y las pomadas restauran la suavidad de la piel, paliando el prurito al mismo tiempo. Si estos cuidados no fueran suficientes para reducir el picor, podría recurrirse también a fármacos como los antihistamínicos. En algunos casos también es necesario utilizar cremas que contengan principios activos antiinflamatorios. En caso de heridas abiertas, puede aplicarse una mixtura de cinc, así como un paño con taninos (corteza de roble). En las crisis agudas, el médico suele prescribir un tratamiento tópico con cortisona o bien la ingesta de preparados de esta sustancia. Gracias a los medicamentos actuales, es posible realizar terapias muy diferenciadas y, de esta forma, reducir al máximo los efectos secundarios. Así, existen preparados de cortisona de diferentes dosificaciones, y únicamente en raras ocasiones –y, en ese caso, sólo durante un breve tiempo– es necesario recurrir a las dosis más altas.

Podrá encontrar apoyo, consejos y ayuda en grupos de autoayuda en relación con la neurodermatitis, que hoy en día no son difíciles de localizar en la mayoría de ciudades.

Terapias para la neurodermatitis

- ❖ Especial atención a los cuidados de la piel con productos hidratantes y que nutran con grasa
- ❖ Pomadas con urea, cinc o también brea
- ❖ Preparados de cortisona de aplicación tópica o vía oral
- ❖ Antihistamínicos
- ❖ Ácido gamalinolénico
- ❖ Jalea real
- ❖ Curas gracias a un cambio de clima

La cortisona es un medicamento que debe aplicarse con precisión. Cuanto mejor conozca y observe el paciente su cuerpo y los síntomas de la enfermedad, más posibilidades tendrá de dosificarse este fármaco por sí mismo.

Los niños y la neurodermatitis

A pesar del prurito y de las heridas que se hacen al rascarse la piel, los niños pequeños se desenvuelven alegres y despreocupados en sus juegos u otras actividades y parecen haber incluso olvidado su enfermedad. Los padres, en cambio, se preocupan en exceso e incluso se reprochan haber hecho algo mal sin querer y no haber proporcionado tal vez suficiente amor y cariño a su hijo. Para compensarlo, se prodigan ahora con mil atenciones y se desviven a cada signo o a cada brote de la enfermedad. Es natural que los niños que padezcan de neurodermatitis necesiten mucha dedicación y afecto y notar que a pesar de las alteraciones visibles se les quiere tal como son. No obstante, los padres no deberían adoptar una actitud sobreprotectora en relación con su hijo, es decir, no deben excederse en sus atenciones y sus cuidados.

Trate de actuar con calma y, aun cuando su hijo llore, grite y se rasque continuamente, confórtele, pero después vuelva a mantener algo de distancia. Tranquilice a su hijo y trate de evitarle situaciones de estrés. Los niños que padecen de neurodermatitis suelen ser más nerviosos, y los conflictos pueden empeorar la enfermedad.

Si tiene ocasión, viaje con su hijo a la costa o a la montaña con cierta frecuencia. El cambio de clima obra verdaderos milagros. En el aire fresco sin alergenos de la montaña o junto al mar, los pequeños enfermos suelen recuperarse de forma asombrosa. Para evitar que los niños pequeños se rasquen, un mono especial resulta muy práctico. Este mono también tapa las manos y los pies. De esta forma, pueden tratar de calmar el picor rascándose encima de la ropa, pero sin hacerse sangre. Esto actúa como un masaje, que favorece la irrigación e incluso acelera la regeneración de la piel.

Con frecuencia, los padres sufren debido a la enfermedad más que el propio hijo. Esto se ha podido comprobar mediante estudios psicológicos y las experiencias de los dermatólogos.

Nevo vascular

Esta malformación de la piel es congénita y se caracteriza por manchas de color rojizo claro, que suelen encontrarse en el rostro, sobre todo, en la frente o en el cuello. Pueden ser muy grandes y suelen afectar a un solo lado del cuerpo. Si bien no causan molestias ni pueden volverse malignas, son muy antiestéticas en algunos casos.

Los síntomas

❖ Coloración rojiza intensa de la piel en manchas bien delimitadas

---

Cerezas o vino en la piel

Según la cultura popular, los nevos vasculares se los conoce también por el nombre de manchas de cereza o vino oporto. En algunos casos pierden intensidad con el tiempo, pero en muy raras ocasiones llegan a desaparecer del todo. El color rojo característico de algunas de estas manchas se debe a la acumulación de arterias minúsculas, que se han formado en el área afectada. Debido a la visible irrigación de la mancha, su tonalidad puede parecer más rojiza o más azulada según la temperatura exterior y el estado de ánimo de la persona. Muy raras veces un nevo vascular situado en una mitad del rostro puede estar relacionado con malformaciones de otros órganos. Por esta razón, el médico realiza un examen exhaustivo al recién nacido que tenga un nevo vascular.

Opciones terapéuticas

Normalmente no es necesario tratar las zonas de la piel afectadas, aunque suelen representar un gran problema psíquico. Aparte de un camuflaje cosmético especial, también puede recurrirse al láser para mejorar el aspecto de la mancha disolviendo los capilares sanguíneos sobrantes. La superficie de la piel permanece intacta. No obstante, esta terapia lleva mucho tiempo, ya que sólo se puede tratar una pequeña área en cada sesión.

> *Si bien se puede llevar a cabo la terapia por láser para eliminar nevos vasculares a cualquier edad, es aconsejable tratar estas manchas ya de niño, en cuanto comiencen a entender lo que ello representa. Precisamente en la edad escolar esta llamativa alteración cutánea puede afectarles psicológicamente de forma significativa.*

Pie de atleta

Esta molesta alteración cutánea es tan común como recurrente, puesto que suele volver a brotar aun a pesar de haber sido consecuente al realizar el tratamiento. Entre los hombres se registra una mayor incidencia, tal vez porque normalmente sudan más y llevan zapatos pesados y calcetines gruesos. No obstante, también es posible que este trastorno se deba a problemas hormonales.

Los síntomas

- ❖ Descamación de la piel de los dedos
- ❖ Manchas rojas, redondas y escamosas
- ❖ En ocasiones, prurito doloroso

Los lugares húmedos, un caldo de cultivo

Los hongos que causan el pie de atleta necesitan un medio húmedo y cálido para desarrollarse, como se da en piscinas, saunas o en zapatillas de deporte. Otros factores como una piel ya lesionada, unas defensas inmunológicas debilitadas y la falta de irrigación también son decisivos.

Opciones terapéuticas

Sólo si se arma de una buena dosis de paciencia podrá lograr combatir el pie de atleta de forma definitiva. En un estadio avanzado con heridas abiertas, son beneficiosos los baños de pies con productos antimicóticos, que deberán tomarse varias veces al día. Finalmente aplíquese una crema o una solución que también contenga sustancias que inhiban los hongos. El farmacéutico puede ayudarle en la elección del producto adecuado. Deberá separar los dedos infectados mediante tiras de tela suave, a fin de evitar el roce y una mayor propagación de la enfermedad. Lleve sólo calcetines de algodón y zapatos de cuero, que deberá tratar con polvos antimicóticos. Mantenga los pies lo más secos posible.

> *Si se padece de trastornos de irrigación, el pie de atleta vuelve a aparecer con posterioridad a pesar de que se haya realizado un tratamiento meticuloso. Para contrarrestar esta tendencia, puede recurrirse a los masajes, la gimnasia y el método hidroterapéutico Kneipp.*

Prurito

El prurito es un síntoma típico de un gran número de enfermedades de la piel. Una afección cutánea que causa mucho picor es, por ejemplo, la neurodermatitis. Pero también las alergias, las picaduras de mosquito u otros insectos o la varicela producen un prurito martirizante en la piel.

Estrictamente prohibido rascarse

Especialmente en el caso de las enfermedades crónicas de la piel como la neurodermatitis, los afectados tratan de calmar el insoportable picor rascándose. De esta forma, la piel no tiene posibilidad de curarse, por lo que incluso pueden propagarse agentes patógenos y provocar una grave infección. Sobre todo en el caso de los niños es especialmente difícil impedirles que se rasquen cuando padecen de un problema cutáneo que causa prurito como la varicela. Al rascarse intensamente, se corre el peligro de que se formen cicatrices, que posteriormente podrían mermar la autoestima del niño.

> *En algunos casos, determinadas afecciones internas, como del hígado o los riñones, también presentan prurito. No en vano el estrés y otras tensiones internas pueden provocar estos síntomas, afectando de este modo aún más al paciente.*

Cuando la piel es demasiado seca

No obstante, también muchas personas mayores se ven afectadas por prurito. La denominada asteatosis es una piel seca debido a una producción sebácea demasiado baja. Ésta presenta descamación y picor, sobre todo, en los brazos y las piernas, donde la piel presenta una capa más fina. Esta sensación se agrava especialmente tras entrar en contacto con el agua. Para evitar estos desagradables efectos, son aconsejables los baños en aceite o la aplicación regular de vaselina antes de ducharse, tomar un baño o nadar.

La enfermedad ictiosis también va asociada a una piel extremadamente seca. Esta afección es congénita, es decir, hereditaria. La piel recuerda a las escamas de un pez y escuece mucho. Los baños de sol y la aplicación constante de cremas grasas suelen ayudar a mitigar el prurito. En los casos más graves, se administran medicamentos con retinoides.

Opciones terapéuticas

En caso de erupción cutánea aguda, eccema crónico u otras afecciones, es muy importante aliviar el prurito. A este efecto, existen medicamentos de aplicación tópica muy eficaces, como polvos o mixturas. Para picaduras de insectos o reacciones alérgicas también puede utilizar geles o cremas con antihistamínicos.

En las enfermedades crónicas de la piel como la neurodermatitis, el médico puede prescribir cremas o tinturas que le prepararán en la farmacia. Los preparados de la medicina natural también son especialmente eficaces. Así, para un eccema inflamatorio se recomienda, por ejemplo, una mixtura de cinc con un 5% de esencia de caléndula para tratar la alteración cutánea y calmar el prurito. Muchas veces por vergüenza no se acude al médico a causa de prurito en la zona del ano. Con frecuencia este síntoma está causado por unas hemorroides internas, que el médico puede eliminar mediante esclerosis o bien tratar con una pomada y supositorios. No obstante, también podría deberse a un eccema alérgico en relación con una intolerancia alimentaria o bien a una infección por hongos.

En caso de prurito debido a una piel demasiado seca, la aplicación de grasa de vaca es excelente. Esta económica alternativa a las lociones corporales y pomadas puede encontrarse de venta en droguerías y establecimientos especializados en artículos agrícolas.

Psoriasis

La psoriasis es una enfermedad crónica de la piel. Es hereditaria, por lo que se corre un alto riesgo de contraerla si existen antecedentes familiares. Es una de las enfermedades más corrientes y afecta a un 3% de la población.

Los síntomas

- ❖ Eccemas con placas escamosas de color plateado y puntos hemorrágicos
- ❖ En ocasiones alteraciones en las uñas
- ❖ Raramente inflamación de las articulaciones

Causas de la psoriasis

No se conocen las causas exactas. No obstante, se ha constatado una alta sensibilidad de la piel al contacto con determinadas sustancias, así como a productos ingeridos. Por lo general, esta enfermedad se desarrolla durante la juventud. La psoriasis provoca alteraciones cutáneas muy características.

> *Existen variedades de psoriasis que afectan con alteraciones a las uñas e inflamaciones en las articulaciones.*

Tres típicos síntomas de la psoriasis

Al rascar un pequeño foco de la enfermedad puede observarse sucesivamente:

❖ Unas escamas de color plateado (el denominado fenómeno de las manchas de cera)
❖ Una pequeña capa del tamaño del foco
❖ Puntos hemorrágicos (llamado también rocío sangrante)

Las zonas más afectadas suelen ser la palma de las manos, la planta de los pies, las rodillas, los codos y en la región de la cabeza, aunque también podría extenderse a todo el cuerpo.

Riesgo de aislamiento

Por lo general, la psoriasis es crónica y aparece en forma de crisis. A diferencia de la neurodermatitis, no se forman cicatrices. Tampoco se corre el riesgo de que las zonas afectadas se vuelvan malignas, como sucede en otros trastornos cutáneos. Aun así, la psoriasis representa un drama para los afectados. Los enfermos sufren de secuelas psicológicas, ya que se encuentran repulsivos y no se atreven a entrar en contacto con otras personas. Además, por ignorancia, muchas personas adoptan una actitud errónea ante los enfermos de psoriasis. Por su aspecto, creen que esta enfermedad puede ser contagiosa y muestran repugnancia y aversión a quienes estén afectados. A menudo la consecuencia es el aislamiento social: por temor a ser rechazados y vergüenza los enfermos cada vez se van retrayendo más en sí mismos.

Opciones terapéuticas

Por fortuna existen en la actualidad algunas posibilidades terapéuticas que combaten eficazmente la psoriasis. Para que se desprendan las escamas y reducir los procesos inflamatorios se aplican cremas especiales que contienen sustancias como el ácido salicílico, urea y cinc. Este tratamiento suele mejorar rápidamente el cuadro sintomatológico de la piel. Ante crisis agudas y graves puede resultar necesario recurrir a preparados con cortisona u otras sustancias durante un breve periodo.

Otra medida eficaz para el tratamiento de la psoriasis es la fototerapia. Para este tratamiento se aplican rayos ultravioleta y, en algunos casos, también medicamentos específicos. Al paciente se le administra un fármaco que hace sensible la piel a los rayos ultravioleta. Alrededor de dos horas después de la ingesta del medicamento, se le somete a la radiación. Gracias a este tratamiento al cabo de pocas semanas los focos de psoriasis mejoran sensiblemente o incluso desaparecen del todo.

Sin embargo, esta terapia no se halla exenta de ciertos riesgos. Si no se realiza correctamente y se dosifica el medicamento y la radiación de forma errónea, pueden producirse lesiones en la piel e incluso desarrollarse melanomas. Por esta razón, esta terapia sólo debe ser realizada en clínicas especializadas o por dermatólogos que demuestren una larga experiencia con este tratamiento.

Las terapias por vía oral sólo se aplican en casos graves de la psoriasis, cuando, por ejemplo, afecta a las articulaciones.

Los balnearios, una ayuda eficaz

En el caso de la psoriasis, tomar aguas medicinales suele ser de gran ayuda. En los balnearios del Mar del Norte, en la montaña o junto al Mar Muerto se realizan tratamientos integrales. Éstos comprenden, entre otros, baños, métodos de curación alternativos, administración de medicamentos, medidas dietéticas y una asistencia psicológica, con los que se trata de curar la enfermedad. Además, las condiciones climáticas del lugar donde están situados los balnearios suelen ser muy beneficiosas para el proceso de curación.

Sinopsis del tratamiento de la psoriasis

Tratamiento externo
❖ Desprendimiento de las placas escamosas mediante preparados de cinc
❖ Pomadas con urea o cinc
❖ Aplicación tópica de cignolina, un principio activo antiinflamatorio, durante un breve periodo
❖ Pomadas con cortisona
❖ Fototerapia
❖ Combinación de la radiación ultravioleta con medicamentos (fotoquimioterapia)

Tratamiento interno
❖ Metotrexato
❖ Ciclosporina A
❖ Retinoides
❖ Como refuerzo, preparados de vitamina A
❖ Preparados vegetales a base de raíz de zarzaparrilla

Una estancia prolongada en un clima regenerador (Mar del Norte o en un clima de alta montaña) pueden hacer revertir las molestias de forma duradera.

Quemaduras

Las quemaduras se cuentan entre las lesiones más frecuentes. Sobre todo las amas de casa y los niños corren el riesgo de sufrir quemaduras debido a la plancha, las velas o la placa vitrocerámica, entre otros. También son típicas las quemaduras debido al contacto de la piel con líquidos hirviendo o vapor muy caliente. Al curar la herida debe tenerse en cuenta la extensión y la profundidad de la quemadura.

Los tres grados de quemaduras

❖ **Primer grado:** Sólo afecta a la primera capa de la piel.
Enrojecimiento, hinchazón y dolor son sus síntomas. Se
curan sin formar cicatrices.

❖ **Segundo grado:** Se forman ampollas, la quemadura daña
a capas más profundas, pero se cura sin formar cicatrices,
si no ha afectado a los vasos sanguíneos de la piel.

❖ **Tercer grado:** La piel tiene manchas grisáceas, blancas
o tiene un aspecto carbonizado. No causa dolor, ya que
los nervios de la piel han sido destruidos. Se forman cicatrices.

Curación de pequeñas lesiones en la piel

Enfríe rápidamente la zona quemada bajo un chorro de agua fría,
hasta que remita el dolor. Si se forman ampollas, no se deberán abrir
bajo ningún concepto, dado que esto aumentaría el riesgo de infección. Si posteriormente se abren las ampollas de forma espontánea,
no retire la envoltura de la ampolla hasta que la piel subyacente se
haya regenerado por completo. Una vez se hayan enfriado, se ven-
darán las heridas pequeñas con una gasa estéril y esparadrapo. Si lo
desea, también puede aplicar un gel o una pomada calmante. Los remedios caseros como espolvorear harina o untar con aceite o mantequilla sólo pueden causar más males. Impiden la curación de la
herida, obstruyen la piel lesionada y forman un caldo de cultivo
para bacterias. En el caso de quemaduras extensas como una quemadura solar lo mejor es aplicar un paño humedecido en agua fría y una
pomada calmante. Asimismo, es recomendable beber mucho agua, a
fin de compensar la gran pérdida de líquidos a través de la piel.

*Al igual que en otras heridas abiertas, ante una que-
madura es preciso comprobar si estamos vacuna-
dos del tétanos y, en caso necesario, se aplicará un
refuerzo.*

Grandes quemaduras, riesgo de shock

Si una quemadura afecta a más de un 10% de la superficie total de
la piel, se corre el peligro de sufrir un shock de consecuencias fata-
les. Los niños y los ancianos pueden llegar a sufrir esta crisis incluso con quemaduras un tanto más leves. Como referencia, sirva el
dato de que la superficie de un brazo representa un 9% de la superficie total. Si se producen extensas quemaduras, es necesario llamar
de inmediato al médico de urgencias. Las prendas de ropa carboni-
zadas o impregnadas de líquidos calientes se quitarán con cuidado.
No obstante, si se ha adherido tela a la quemadura, no debe tratar de
separarse. Como primeros auxilios para las quemaduras de los dos
primeros grados, puede aplicar frío mediante abundante agua fría
–pero no con hielo o agua helada– durante al menos 15 minutos.
Esto no sólo calma el dolor, sino que también evita otras lesiones
del tejido. Las quemaduras de tercer grado sólo pueden taparse hol-
gadamente mediante unas láminas revestidas especiales o un paño
estéril. En caso de riesgo de shock, tienda al herido boca arriba,
levántele las piernas en alto y trate de tranquilizarlo hablándole.

La gravedad de las quemaduras no se conoce a menudo hasta
pasados unos días. En algunos casos es necesario realizar un trans-
plante de piel para reemplazar el tejido destruido.

*En caso de una quemadura extensa, deberá propor-
cionar al herido, si está consciente, algo de beber
de inmediato, ya que se pierde una gran cantidad de
líquido a través de la piel lesionada. Lo ideal es
darle agua con una pizca de sal.*

Rágades

Las rágades son llagas cutáneas dolorosas que, entre otros, pueden formarse en los eccemas mal curados o crónicos. Las costras ya formadas se agrietan, la herida abierta no se cierra y es infectada muy fácilmente por bacterias u hongos.

Los síntomas

- ❖ Grietas en tejido lesionado
- ❖ Heridas supurativas y a veces sangrantes
- ❖ Escozor intenso

La piel con costra es especialmente vulnerable

Las personas que padecen de neurodermatitis presentan rágades a menudo, cuando hace tiempo que tienen un eccema y se han producido secuelas como un engrosamiento y alteraciones estructurales en la piel. También un eccema crónico en la mano con asperezas tiende a formar rágades. Las llagas profundas de los callos del pie son extremadamente dolorosas, impiden caminar y son difíciles de curar. Incluso en los niños cabe encontrar llagas en el ano, denominadas fisuras anales, que se forman debido a un estreñimiento crónico y que apenas pueden cerrarse debido a la constante falta de limpieza y la irritación.

Opciones terapéuticas

Debido a la lenta curación, debe protegerse las llagas de las infecciones. Para ello, el médico puede prescribir pomadas antibióticas. Los paños impregnados de tinturas de manzanilla o hamamelis favorecen la curación de la herida. En el caso de las fisuras anales son beneficiosos los baños de asiento con extracto de corteza de roble. Deberá evitarse la queratinización y el engrosamiento de la piel en los eccemas y las heridas y mantener el mayor grado de elasticidad posible mediante los cuidados oportunos.

Urticaria

La urticaria es la manifestación exterior de una alergia o una intolerancia aguda a una determinada sustancia. Ésta puede ser cualquier sustancia: desde un alimento, el polen, venenos de insectos hasta un medicamento, por citar algunos ejemplos.

Normalmente se forma al cabo de poco tiempo, a menudo en cuestión de minutos, una erupción cutánea con vesículas que causan un gran escozor y ronchas. Éstas pueden limitarse a una determinada región, por ejemplo, los brazos, las piernas o la cara, aunque también podrían extenderse a todo el cuerpo. En algunos casos graves, se forman incluso edemas, acumulación de líquidos en el tejido, que se hincha y se vuelve blando.

El estudio de la causa de una urticaria requiere una gran dosis de paciencia. Con todo, sólo se podrá evitar finalmente la urticaria evitando por completo las sustancias que la produzcan.

Los síntomas

❖ Erupción cutánea repentina con vesículas y ronchas rojas o transparentes
❖ Intenso prurito
❖ En ocasiones, edemas

Las histaminas son la causa

La urticaria se desencadena debido a determinadas sustancias mensajeras del organismo, las histaminas. Estos mensajeros se encuentran en gran cantidad en los mastocitos del tejido cutáneo. Si la célula cebada es estimulada por una sustancia que identifica como extraña o no tolerada, en ese caso libera las histaminas, que penetran en el tejido, donde produce una dilatación de los vasos sanguíneos, la desviación de fluido del torrente sanguíneo hacia el tejido conjuntivo y, por último, la erupción cutánea, el prurito y edemas.

Riesgo de sufrir un shock

En ocasiones, la urticaria se presenta junto con el denominado shock anafiláctico. Este shock es una reacción muy aguda y peligrosa a alergenos, es decir, sustancias que provocan respuestas exageradas del sistema inmunológico. En un shock anafiláctico, la liberación de histaminas es de tal alcance que rápidamente se dilatan todos los vasos y se desvían grandes cantidades de fluido hacia el tejido. Por esta razón, se produce un déficit volumétrico en los vasos sanguíneos. Esta descompensación en la distribución del fluido corporal sobrecarga a la circulación de forma parecida a una importante pérdida de sangre. Se producen entonces síntomas del shock como caída de la tensión arterial, colapso vascular y desmayo.

El shock anafiláctico se suele observar como consecuencia a una reacción alérgica al veneno de un insecto, la penicilina o el frío. No obstante, cualquier otro tipo de alergia puede provocar este estado, que puede ser mortal. Ante una situación de emergencia de este tipo debe llamarse de inmediato a un médico, quien administrará medicamentos por vía intravenosa, que contrarrestarán la reacción alérgica lo antes posible y estabilizarán de nuevo la circulación.

Un shock anafiláctico es una situación muy peligrosa que en cuestión de poco tiempo puede causar la muerte. Por esta razón, es muy importante conocer y poder aplicar las medidas de primeros auxilios.

Primeros auxilios

❖ Llamar al médico de urgencias
❖ Tumbar al afectado en el suelo y mantenerle las piernas en alto
❖ Si está consciente, darle de beber mucho líquido
❖ Si está inconsciente, despejar las vías respiratorias y colocar de lado

---

Opciones terapéuticas

En casos leves de urticaria, resultan de ayuda los antihistamínicos, que pueden aplicarse localmente o tomarse en forma de comprimidos. Calman el prurito y hacen desaparecer las ronchas rápidamente.

Evite las reacciones

La mejor protección frente a la urticaria es evitar del todo la sustancia que la provoca. Si lo conoce y sabe, por ejemplo, que tiene reacciones alérgicas a la penicilina, es aconsejable que lo haga constar en un documento personal sobre alergias y no tomar este antibiótico bajo ningún concepto. No obstante, con algunos alergenos esta táctica puede ser muy difícil de aplicar. También puede probarse con una terapia de hiposensibilización, tratamiento que consiste en la administración del alergeno en dosis reducidas, de forma que el organismo se habitúe a la sustancia que le provoca reacciones alérgicas de forma progresiva.

Varices

Los problemas de circulación venosa se encuentran muy extendidos, llegando a afectar a una de cada dos personas. Especialmente las mujeres se ven aquejadas por afecciones de este tipo, incluso ya a partir de los 20 años. Los motivos suelen ser el cambio de estilo de vida, con muchas actividades sedentarias y poco ejercicio físico que las compense, como ir de paseo o al gimnasio, o bien el sobrepeso debido a una alimentación inadecuada.

Los síntomas

❖ Venas azules visibles, sobre todo, en las piernas
❖ Nódulos en algunos casos

Predisposición genética

La tendencia a tener varices también es hereditaria. Si este problema ha aparecido con frecuencia en la familia, existe un gran riesgo de desarrollarlas alguna vez. Además, ello entraña una debilidad del tejido conjuntivo congénita nefasta para la elasticidad de la piel y los vasos sanguíneos. La tensión de las paredes venosas disminuye, lo que conlleva su dilatación. En consecuencia, las válvulas de las venas ya no pueden llevar a cabo su función reguladora de forma óptima, es decir, evitar que la sangre fluya en dirección contraria a la prevista de vuelta al corazón. La sangre se acumula en las venas, y como consecuencia se forman las varices.

Causas hormonales

Dados los cambios hormonales que comporta, el embarazo puede provocar en las mujeres la aparición de varices por primera vez o bien empeorar su aspecto, si ya existían. Las hormonas sexuales femeninas tienen un efecto depresor sobre los músculos, también sobre los que procuran la tensión vascular necesaria en las paredes de venas y arterias. Asimismo, la distensión del tejido conjuntivo típica del embarazo también contribuye a la mayor formación de varices.

Ante molestias, acuda al médico

Un debilitamiento de las venas puede provocar molestias como unas piernas hinchadas, una sensación de entumecimiento, picor y el característico hormigueo. Si estas molestias son de cierta importancia y aparecen con frecuencia, debería acudir al médico para que le realice un examen o incluso a un especialista. En algunos casos puede suceder que las varices se inflamen y provoquen intensos dolores o que exista el riesgo de trombosis, una obstrucción de las venas debido a la formación de un coágulo. También en estos casos es necesario aplicar un tratamiento médico de inmediato. Otras complicaciones posibles de las varices son la ulceración en esta zona, las temidas piernas separadas o puntos que adquieren una tonalidad marrón. Debido a la disminución de la irrigación, la curación de los trastornos se ve seriamente afectada.

Las actividades en que deba permanecerse de pie o sentado la mayor parte del tiempo y la falta de ejercicio favorecen la formación de varices. Un suave masaje de las piernas con un aceite especial que contenga aceite de la planta del té (100 gotas de aceite de la planta del té en 100 ml de aceite de oliva) le procurará una sensación de alivio. La dirección del masaje es de pies a caderas.

Cómo prevenir las varices

Por desgracia, si se tiene una predisposición a las varices, es un problema que es difícil de eludir. Lo único que puede hacerse es tratar de disminuir su gravedad lo máximo posible. Un factor importante es evitar el sobrepeso o perder el exceso de quilos, en caso de darse esta circunstancia. Asimismo, deberá favorecer la eliminación de agua del organismo mediante infusiones de hojas de ortiga o abedul. Los espárragos, el perejil y la enebrina también tienen un efecto diurético.

> *El entrenamiento vascular más eficaz es, sin duda alguna, las duchas de Kneipp. El chorro de agua fría se dirige en la pierna derecha desde el pie hasta la cadera por fuera y luego por dentro hasta el pie de nuevo. Después se realiza la misma operación con la pierna izquierda. Esta terapia puede aplicarse varias veces al día.*

Procedimiento de eliminación de las varices

Ante un caso grave de varices, existen diferentes procedimientos médicos para eliminarlas.

Extirpación de venas

Método quirúrgico por el que se extirpa la vena dilatada a través de una pequeña sección en la ingle. Después de la intervención, la paciente deberá llevar medias de compresión durante varias semanas y evitar todo aquello que pueda perjudicar a las venas (baños de sol, sauna, permanecer sentada mucho rato, etc.).

Consejos para la salud de las venas

❖ Haga mucho ejercicio: realice paseos, excursiones y practique jogging. Ello estimula la bomba de los músculos, lo que significa que gracias a la presión ejercida en los músculos de las pantorrillas se favorece la circulación sanguínea desde las piernas en dirección al corazón.

❖ Haga gimnasia especial para las venas: levántese sobre la punta de los dedos de los pies y baje de nuevo varias veces, en posición tumbada boca arriba levante el torso y las piernas hacia arriba, haga bicicleta en el aire y dibuje círculos con los pies a menudo mientras permanezca sentada.

❖ Mantenga las piernas en alto y evite permanecer demasiado tiempo de pie o sentada.

❖ Alterne las duchas de agua fría y caliente y después aplíquese un masaje en las piernas con un aceite especial. El masaje de cepillado en seco también estimula la actividad vascular (realice el masaje siempre en dirección al corazón).

❖ Evite el calor, especialmente tomar el sol cuando es muy intenso, los soláriums, etc. El calor provoca la dilatación de los vasos sanguíneos, favoreciendo el riesgo de formación de varices.

❖ Solicite a su médico que le prescriba medias de compresión. Éstas ejercen una ligera presión desde fuera sosteniendo al debilitado tejido conjuntivo. Las medias de compresión se amoldan a la perfección. Al principio, puede resultar algo incómodo llevarlas, pero con el tiempo todo el mundo se habitúa, y el éxito es indiscutible.

❖ Existen diferentes pomadas, cremas o geles que alivian las molestias, sobre todo, por su efecto refrescante.

Escleroterapia

Este método resulta apropiado para tratar varices superficiales. El médico inyecta una sustancia esclerosante en la vena dilatada, lo que ocasiona una especie de inflamación (ello no debe preocuparle, ya que ésta se limita a la vena afectada y apenas causa molestias), se aglutinan las paredes venosas, y el vaso se cierra de esta forma. Con el tiempo vuelven a aparecer las varices curadas con este método. Tras una escleroterapia deberá procurarse también evitar todo lo que suponga un esfuerzo para las venas. Asimismo, el éxito del tratamiento aumentará si se lleva una faja elástica o medias con refuerzo. El mejor momento para llevar a cabo una escleroterapia es la época más fría.

Venas varicosas

Las venas varicosas son pequeñas venas sinuosas, que se encuentran justo debajo de la superficie de la piel y que desde fuera se identifican por su entramado de vasos serpenteantes de color azul morado. Suelen aparecer en las piernas. No se conocen exactamente las causas. Se sabe que existe una predisposición congénita, que afecta, sobre todo, a mujeres.

Los síntomas

❖ Entramado de vasos de color azulado sobre la piel

Alteración cutánea inocua

Las venas varicosas suelen relacionarse con las varices. A diferencia de las varices, las venas varicosas son del todo inocuas. No comportan trastornos de irrigación ni pueden ocasionar una inflamación de las venas. Sin embargo, son muchas las personas afectadas por este problema las que desean eliminarlas por razones estéticas.

Opciones terapéuticas

♦ **Escleroterapia:** El médico inyecta una sustancia esclerosante en las microvenas. Esto estimula las paredes venosas, los vasos se aglutinan, y al cabo de poco tiempo habrán desaparecido.
♦ **Electrocauterización:** Durante unas décimas de segundo se aplica calor en las venas varicosas con una aguja especial, que son abrasadas literalmente. El paciente sólo nota un ligero pinchazo.
♦ **Láser:** El láser de alta energía también permite aplicar calor de forma localizada y, por tanto, destruir el fino entramado de las venas.

El éxito de estas terapias es tanto mayor, cuanto antes se traten las venas varicosas. Desafortunadamente, debido a la predisposición congénita se corre el riesgo de que esta alteración venosa se reproduzca de nuevo.

Si tiende a tener venas varicosas, deberá evitar los estímulos intensos de frío y caliente como la alternancia de ducha fría y caliente o la sauna. De lo contrario, la fuerte irrigación favorece la formación de más venitas azuladas.

Verrugas

Verrugas comunes (verrucae vulgares)

Estas verrugas son las más extendidas y las causan unos virus denominados papovavirus, de los que existen diferentes tipos. Es una alteración cutánea benigna con unas características muy definidas. Son excrecencias de tres a cinco milímetros de ancho con una superficie normalmente irregular y arrugada que aparecen aisladas o bien en grupos. La disposición de varias verrugas pequeñas en torno a una más grande es muy típica.

Los síntomas

- ❖ Elevaciones aisladas o agrupadas del tamaño de la cabeza de un alfiler hasta el de una lenteja
- ❖ Superficie lisa o arrugada, pigmentación clara u oscura

Contagio de verrugas

La transmisión de los virus de las verrugas se produce por contacto directo como puede suceder en la piscina o en un gimnasio. Por lo general, se forman verrugas en las manos, la planta de los pies o las rodillas. Normalmente no producen dolor. Sin embargo, las verrugas en la planta de los pies pueden producir una sensación de presión al caminar e incluso comenzar a sangrar si se desgarra su superficie debido al roce mecánico.

Opciones terapéuticas

Con frecuencia, los molestos síntomas se curan de forma espontánea, por lo que merece la pena esperar. No obstante, si tiene muchas verrugas que resultan antiestéticas, en ese caso el médico puede realizar un tratamiento. Existe un esmalte especial, que contiene diferentes componentes eficaces contra las verrugas. Al extender este esmalte sobre las zonas afectadas, se forma una especie de venda estanca bajo la cual actúan los medicamentos aplicados, destruyéndose así las verrugas. El dermatólogo puede eliminar las más rebeldes con nitrógeno líquido, mediante resección quirúrgica o electrocauterización.

Lo que sirve para una arruga es posible que no lo haga en todos los casos. Puede suceder que deba tratar tres verrugas diferentes con tres métodos distintos.

Condilomas (condylomata acuminata)

Los condilomas también son causados por diferentes subtipos de los papovavirus. Se encuentran únicamente en el área genital y se transmiten, por ejemplo, a través del papel higiénico o las toallas. Los condilomas constituyen una de las enfermedades de transmisión sexual más extendidas en la actualidad, afectando especialmente a jóvenes entre 18 y 35 años.

Tras un periodo de incubación de unas cuatro semanas, se forman pequeñas verrugas en la piel y las mucosas del área genital, por ejemplo, en el glande o en los labios vaginales. Éstas pueden aparecer de forma aislada o formando grupos. A menudo desarrollan más tarde una superficie rugosa en forma de coliflor.

Por lo general, los condilomas no son graves. No obstante, se sospecha que algunos subtipos del papovavirus que provocan verrugas genitales en el ser humano, en particular los HPV 16 y 18, son responsables del cáncer de cuello uterino. Por esta razón, es importante diagnosticar y tratar a tiempo los condilomas. Para ello se utilizan métodos de diagnóstico especiales. Gracias a los procedimientos LCR y PCR (reacción en cadena de ligasas y polimerasas) pueden identificarse estos virus con precisión.

Es posible que lo que cree que es una verruga sea un carcinoma cutáneo, por lo que si aparecen verrugas a partir de los 30 años es aconsejable acudir al médico para mayor seguridad.

Opciones terapéuticas

La terapia se enfoca según el estadio de invasión de los condilomas. Si éstos no se han desarrollado excesivamente, suele ser suficiente con aplicar soluciones especiales mediante un pincel o unos tapones de algodón. Asimismo, se pueden aniquilar los condilomas con otros métodos como la criotécnica (terapia del frío) o el lazo eléctrico. El láser también se utiliza en la terapia contra los HPV en combinación con una inmunoterapia, por ejemplo, la administración de interferón.

Verrugas seborreicas

Este tipo de verruga es un engrosamiento inocuo de la capa córnea, que puede tener lugar sobre todo con la edad (manchas de la vejez). Aparecen en la cara y el cuerpo y pueden causar prurito. Si resultan antiestéticas, pueden extirparse mediante diferentes métodos: láser, electrocauterización o resección quirúrgica.

> *En una piel bien irrigada las verrugas no tienen tantas posibilidades de formarse. El aire fresco y abundante agua fría incluso en invierno favorecen la irrigación de la piel.*

Vitíligo

El vitíligo es una enfermedad cutánea relativamente poco frecuente. No por ello deja de ser un verdadero estigma para los afectados, dado que se sienten muy acomplejados, sobre todo en sus formas más profusas. Especialmente en aquellas personas de piel de pigmentación oscura, las manchas blancas tienen el aspecto de una erupción patológica. Salvo la ausencia de protección solar en las zonas afectadas, esta afección no supone ningún riesgo para la piel y no es en absoluto contagiosa.

Curso de la enfermedad

En el vitíligo se forman en la piel manchas claras, casi blancas. Éstas pueden aparecer de forma aislada y tener el tamaño de un botón
pequeño o bien extenderse por amplias superficies y confluir entre
sí. La causa de estas áreas blancas es una pérdida repentina de la
pigmentación. El pigmento melanina que proporciona el tono característico de la piel es sintetizado por células especializadas, los
melanocitos. Por razones que todavía no han sido estudiadas en profundidad, estos melanocitos desaparecen en algunos puntos en el
vitíligo, dando lugar a esta falta de pigmentación.

Causas de la formación de vitíligo

Se cree que el vitíligo está relacionado con trastornos del sistema
inmunológico. Algunos científicos sostienen que se trata de una enfermedad autoinmune, en la que las defensas del organismo atacan
tejido propio, y en este caso sería a las células cutáneas productoras
de melanina. Así, por ejemplo, algunas personas con una tendencia
especial hacia el vitíligo también presentan trastornos de la función
de la glándula tiroides. También los factores psicológicos como el
estrés o las preocupaciones parecen favorecer el vitíligo.

Opciones terapéuticas

Por desgracia, no existe ninguna terapia que solucione las posibles
causas. Es posible tratar de restablecer en parte el pigmento de la
piel mediante fototerapias o fotoquimioterapias especiales, que tam-

265

bién se utilizan en el tratamiento de la psoriasis. No obstante, se trata de procedimientos que llevan mucho tiempo y que no se hallan exentos de efectos secundarios. Asimismo, deben ser realizados por dermatólogos experimentados. Por esta razón, sólo debería aplicarse en casos extremos, cuando el enfermo sufre intensamente debido a esta afección.

Tratamiento cosmético

Cabe la posibilidad de tratar cosméticamente las zonas afectadas, aplicando maquillaje que corresponda al tono de piel de cada uno. A tal efecto existen productos especiales que permanecen durante largo rato y son resistentes al agua. Lo importante es proteger las manchas blancas de los rayos del sol, dado que las zonas sin pigmentación no cuentan con la protección solar natural, y, por tanto, el riesgo de que se produzca una quemadura solar es muy alto.

¿Vitíligo o pitiriasis?

El vitíligo no debe confundirse con la denominada pitiriasis versicolor. Esta enfermedad es una micosis de la piel, en la que también se producen manchas blancas. No obstante, éstas sólo son visibles cuando el resto de la piel se ha bronceado. Se sospecha que los productos que excretan los hongos inhiben a las células que sintetizan la melanina. Dado que los hongos sólo se asientan en la capa superior de la piel, pueden combatirse eficazmente con remedios tópicos. Sin embargo, las manchas pueden persistir durante un tiempo.

> *Si aparecen manchas marrones y blancas en la infancia, debe acudirse al pediatra o al dermatólogo para que las examine, ya que podrían ser indicio de una enfermedad grave.*

El sol y sus efectos en la piel

❖ *Los diferentes tipos de radiación*

Radiación	Efecto positivo	Efecto negativo
UVA	Bronceado	Envejecimiento de la piel, alergias, lesiones oculares, puede favorecer el cáncer de piel
UVB	Bronceado, formación de vitamina D	Quemaduras, formación de arrugas, envejecimiento de la piel, favorece el cáncer de piel
UVC	Ninguno	Muy peligrosa, la capa de ozono todavía impide su paso

❖ *¿Cuál es su tipo de piel?*

Características	Daños celulares	Quemaduras	Bronceado
Tipo I Piel: muy blanca Cabello: pelirrojo Ojos: azules, verdes	Pueden producirse ya al cabo de 5 minutos	Primer enrojecimiento al cabo de 8 minutos	Nunca tiene lugar
Tipo II Piel: blanca Cabello: de rubio a castaño claro Ojos: azules, grises, castaños	Las células pueden sufrir los primeros daños al cabo de 10 minutos	Irritación visible al cabo de 15 minutos	La piel adquiere un lento y leve bronceado
Tipo III Piel: morena clara Cabello: de rubio oscuro a castaño claro Ojos: castaños	Debe contarse con estos al cabo de 20 minutos	Es probable que se produzcan al cabo de 25 minutos	Rápido y uniforme
Tipo IV Piel: morena Cabello: castaño oscuro Ojos: castaños	Apreciables al cabo de 25 minutos	Al cabo de 40 minutos de rayos solares intensos	Siempre y sin enrojecimiento previo

Alimentos que afectan a la piel

Enemigos de la piel
* Carne y embutido: carne muy frita, especialmente de cerdo, carne y embutidos grasos, así como productos cárnicos ahumados (jamón, tocino)
* Pescado ahumado
* Alimentos muy asados y dorados (por ejemplo, a la parrilla)
* Sal y especias: platos muy condimentados y salados
* Productos con aditivos como colorantes y aromatizantes
* Alimentos en conserva
* Salsas grasas o con azúcar y condimentos como la mahonesa
* Comida rápida como hamburguesas, patatas fritas, etc.
* Productos a base de harina refinada
* Productos con azúcar como el chocolate, caramelos, helado, repostería
* Bebidas azucaradas
* Bebidas y productos con gran cantidad de aditivos químicos

Amigos de la piel
* Verduras como aguacate, ajo, apio, cebollas, remolacha y zanahorias
* Ensaladas de hortalizas de hoja (hojas de los canónigos, lechuga, endibias, achicoria, etc.)
* Hierbas aromáticas frescas como perejil, cebollino, romero y albahaca
* Germinados y brotes
* Fruta como albaricoques, cítricos, fresas, kiwi, melón y piña

Otros alimentos favorables para la piel
* Leche y productos lácteos
* Cereales en grano entero
* Frutos secos
* Pescado fresco
* Carne de ave (de forma moderada)
* Carne magra (de forma moderada)
* Agua mineral e infusiones de hierbas

Bibliografía

GORYS-KÖNEMANN, CORINNA: *Gesunde Haut, schöne Haare. Deutscher Taschenbuch* Verlag. Múnich, 1996.

GSCHNAIT, FRITZ; EXEL, WOLFGANG: *Das große Buch über die gesunde Haut.* Orac Verlag. Viena, 1997.

PFLUGBEIL, KARL J.; NIESTROJ, IRMGARD: *Schutzorgan Haut.* BLV Verlagsgesellschaft. Múnich, 1994.

TREBEN, MARIA: *Probleme mit der Haut.* Ennsthaler Verlag. 2ª edición, Steyr, 1995.

VOELK, MARIANNE: *Gesunde Haut durch die Kräfte der Natur.* Südwest Verlag. Múnich, 1996.

NOTA: El presente libro ha sido confeccionado con sumo cuidado. Sin embargo, no se garantiza la exactitud de todos los datos incluidos. Ni las autoras ni la editorial asumirán responsabilidad alguna por los posibles daños que se deriven de aplicar los consejos prácticos expuestos.

Índice

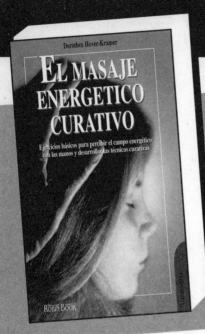
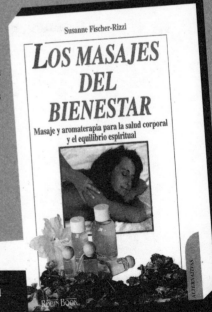

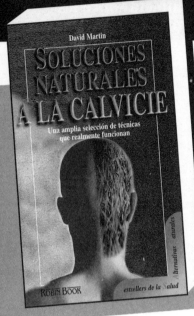
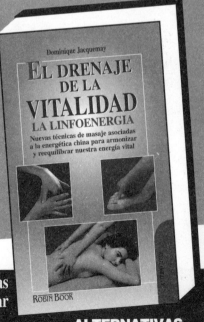

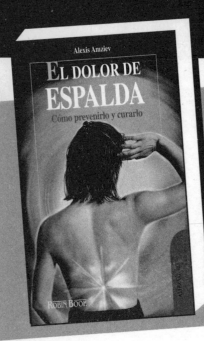
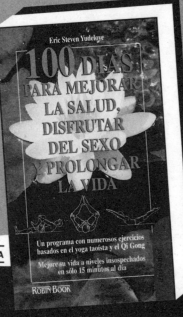